腎臓をよくする食事

腎臓内科専門医
葉子クリニック院長

内山葉子

腎臓をよくする
新しい食事療法とは？

　皆さん、こんにちは。腎臓内科医の内山葉子です。皆さんは、腎臓病の人の食事について、どのような印象をお持ちですか？
きっと、「塩分が少なくて味気ない」「面倒な計算が必要だ」「とにかくおいしくない」といった、マイナスのイメージがあるのではないでしょうか。

　でも、そのイメージは過去のものです。近年、腎臓病の食事療法は大きく変わってきています。

　とくに変わってきているのが、「たんぱく質の制限を解除」「カリウム制限の緩和で生野菜、果物の制限を解除」「塩分の摂取量の変化」です。これをまとめると、

	これまでの食事療法	最新の食事療法
エネルギー	カロリー重視、計算が必要	ほどよく食べる、質を重視
たんぱく質	摂取量を制限	量より質を重視
カリウム	生野菜・果物を制限	血中濃度が高くなければ制限なし（生野菜・果物はむしろ積極的に）
塩分	1日3〜6g	食事の質を考えればゆるくできる可能性あり
栄養の計算	必須	食事の質を考えればとくに必要なし
味・楽しみ	味気ない。楽しくない	かなり楽しめる

となります。つまり

たんぱく質や塩分量を制限して、味気ない食事の時代

⇩

良質な食材で適切な料理法をすれば、細かい計算をせず、
食事を楽しめる時代

になってきているのです。

1

　私は実際に患者さんにこの食事療法を指導していますが、**腎臓を守り、人工透析まで悪化させるのを防ぐ、あるいは進行を遅らせることができています。**

　塩分摂取に関しては、考え方が変わりつつあります。
　従来の食事療法では、「腎臓病の疑いあり」の段階から、

塩分摂取量は1日３〜６ｇ

に制限し、細かく計算するのがあたりまえでした。
　ところが、私のすすめる食事療法では、
・「食塩や、加工食品による塩分摂取をやめる」「天然塩にするなど、塩の種類を選ぶ」
・「生野菜や、果物をとる」「なるべく無農薬の食材にする」などで、ミネラルのバランスをよくする
・「野菜や、植物性のたんぱく質を摂取する『低酸性食』にする」
　などを心がければ、それまで1日平均12〜15ｇの塩分を摂取していた人なら、徐々に減らし、もともと10〜12ｇであったら、質を見直す。つまり、

過剰な塩分摂取を避ければよい

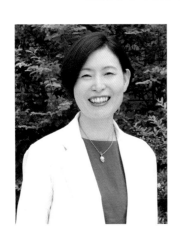

としています。過剰な塩分を減らそうと意識していれば、とくに**計算は不要**です。しかも、**極端な塩分制限をすると、かえって死亡率が高くなる**という報告もあるのです。
　こうした「腎臓病の最新の食事療法」のポイントを、６ヵ条にまとめました。
　なお、ステージ５の人は、主治医の指示にしたがってください。

腎臓をよくする食事の6ヵ条

①エネルギー計算は不要！

・約半分は野菜、1/4は穀物類とたんぱく質。基本は一汁三菜
※もともと腎臓食はエネルギーをしっかりとる食事です

②天然塩や質のいいみそ、しょうゆで「適塩」を！

・質のよい塩分と、野菜をしっかりとれば、計算しなくてOK

③たんぱく質は植物性を中心に、良質なものを！

・基本的に計算は不要。過剰にとらなければ問題はない

④カリウムの含まれる食品は腎によい！

・できるだけ無農薬の生野菜や果物を。過剰でなければよい
※血中カリウム濃度が高い場合は、主治医と相談する

⑤添加物などの多い加工品を避け、質のいい食材を！

・無機リンや化学物質を減らし、ＡＧＥｓ（終末糖化産物）を増やさないよう、調理法にも気を配ろう

⑥なるべく低酸性の食材を食べよう！

・腎臓の負担を減らす食材を選ぶ（酸性食品・アルカリ性食品は116ページ参照）

　この本では、食事療法の段階を腎機能の状態で分けています。
　Ⓐ正常・ステージ１〜ステージ２
　Ⓑステージ3a
　Ⓒステージ3b〜4まで
　Ⓐ正常・ステージ１〜ステージ2は、上記の6ヵ条に則った食事です。4〜5ページの「基本の一食」を参考にしてください。Ⓑステージ3aでは、摂取エネルギーを少し増やします。Ⓒステージ3b〜4までは、たんぱく質を一日のリズムで調整し、エネルギー量を少し増やします。ⒷⒸでは、3食分のレシピを考えて掲載したので、参考にしてください。
　この本でご紹介するレシピを参考に、食事を楽しみましょう。

腎臓をよくする食事・実践レシピ

Ⓐ正常・ステージ1
～ステージ2
腎臓をよくする【基本の一食】

腎臓にいい食事を紹介します。なぜ、これらの食材や食べ方がいいのかの説明は本文にあります。朝食・昼食・夕食のバランスなどは、あまり考える必要はありません。この食事や、前のページの6ヵ条を参考に、一汁三菜を基本にしましょう。すべて2人分で掲載しています。

主食：サトイモごはん

材料（2人分）
米…1合　サトイモ…1個半
ゴボウ…1/4本　ニンジン…1/4本
干しシイタケ（1杯の水で戻しておく）…1枚
油揚げ…1/4枚
Ⓐ
```
塩…小さじ1/3
しょうゆ…小さじ2と1/2
酒…小さじ2と1/2
```
❶米は洗い、ざるに上げておく。
❷サトイモは皮をむいてひと口大、ゴボウはささがき、ニンジンは7～8ミリ厚さのイチョウ切りにする。干しシイタケは薄切り、油揚げはさっとゆでて水気を絞り、長さを半分に切ってから薄切りにする。
❸Ⓐをボウルに合わせてよく混ぜ、②の具材を加えて全体にからめる。
❹①の米を炊飯器の内釜に入れ、干しシイタケの戻し汁と水を合わせて180mℓを加える。
❺③を米の上に均等におき（混ぜない）普通に炊飯する。

副菜：高野豆腐の卵とじ

材料（2人分）
高野豆腐…1枚（17g）
タマネギ…1/6個（30g）
煮干のだし…150mℓ
Ⓐ
```
本みりん…大さじ1　酒…小さじ1
しょうゆ…小さじ1/2 天然塩…ごく少々
```
溶き卵…1個分
ゆでて千切りにしたキヌサヤ…4枚
❶高野豆腐はたっぷりの水に10分ほどつけて戻し、水気を切って12等分に切る。
❷タマネギは厚めの半月切りにする。
❸煮干のだしにⒶの調味料を入れ煮立てる。①の高野豆腐、②のタマネギを加え、煮汁が少なくなるまで10分ほど弱火で煮含める。
❹③に溶き卵を回し入れ、半熟になったら火を止める。
❺器に盛りキヌサヤを添える。

＊煮干のだしの取り方（150mℓ分）
200mℓの水に、煮干中3本（3g）を30分ほどつけてから火にかける。沸いたら弱火で3～4分煮て、煮干を取り出す。

副菜：メカブとキュウリの酢の物

材料（2人分）
メカブ…2カップ（100g）　キュウリ…2/3本
ブロッコリースプラウト…適量
Ⓐ
```
天然梅干し果肉…小さじ2弱
しょうゆ…少々　甘酒…小さじ2
```
❶キュウリは太めの千切りにする。
❷ボウルにⒶの調味料を入れてよく混ぜ、①のキュウリとメカブ、ブロッコリースプラウトを和え、器に盛る。

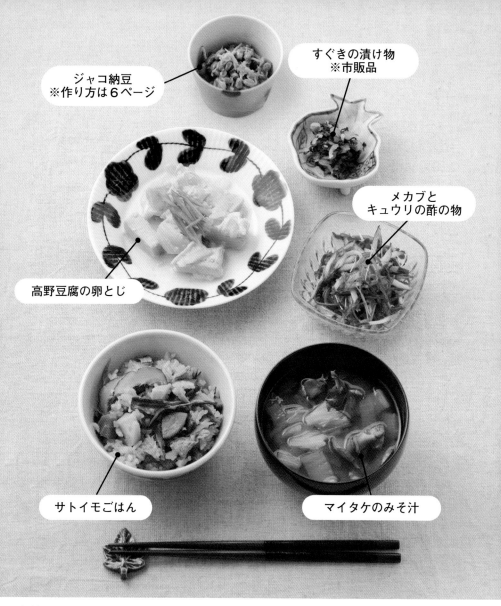

ジャコ納豆
※作り方は6ページ

すぐきの漬け物
※市販品

メカブと
キュウリの酢の物

高野豆腐の卵とじ

サトイモごはん

マイタケのみそ汁

汁物：マイタケのみそ汁

材料（2人分）

煮干のだし…300㎖
ハクサイの葉…2/3枚（60g）
タマネギ…1/5個（40g）
マイタケ…2/5パック（40g）
麦みそ…小さじ3

❶ハクサイとタマネギはひと口大に、マイタケは食べやすい大きさに切る。

❷煮干のだしに①の野菜を加え、蓋をして野菜が柔らかくなるまで煮る。火を止め、みそを溶かす。

Ⓑステージ3aまでの【朝食】

Ⓑステージ3aまでの場合は、Ⓐ正常・ステージ1〜ステージ2をベースにして、少し摂取エネルギー量を増やします。といっても、計算はしなくてけっこうです。また、どのステージでも共通ですが、朝食には納豆を加えるようにしましょう。

主食：
鶏ささみ肉の中華風雑炊

材料（2人分）
ごはん…小さい茶わんに軽く2杯(200g)
鶏ささみ肉…2本　水…300〜400㎖
酒、ネギの青い部分…各少々
アスパラガス…2本
シメジ…2/3パック(60g)
ネギ…4㎝長さ
塩、コショウ…各少々
しょうゆ…小さじ1/2
ゴマ油、ブロッコリースプラウト…適量

❶鶏ささみ肉がかぶるくらいの水（2カップ程度）に酒、ネギの青い部分を加え、火にかける。
沸いたらささみを加え、弱火にして2分ほど煮て、そのまま冷ます。
冷めたら鶏ささみ肉を取り出して、細かくほぐしておく。

❷アスパラは固い部分を切り落とし、斜め薄切りにする。
シメジは石づきを取り、バラバラにほぐしておく。ネギは小口切りにする。

❸①の鶏ささみ肉のゆで汁のネギの青い部分を取り出し、②のアスパラ、シメジ、ネギを加え火にかける。
ひと煮したらごはん、塩、コショウ、しょうゆを加え、①のささみの半分を加え、さらに煮る。

❹ゴマ油で風味をつけ、器に盛り、残りのささみ肉、ブロッコリースプラウトをトッピングする。

副菜：ジャコ納豆

材料（2人分）
納豆…2パック(100g)
ちりめんジャコ…大さじ2
しょうゆ…少々

❶納豆、ちりめんジャコ、しょうゆを混ぜる。

副菜：
キャベツとワカメの酢の物

材料（2人分）
キャベツの葉…2枚(80g)
ワカメ(乾燥)…2g
ブロッコリースプラウト…適量
しょうゆ…小さじ2/3
リンゴ酢…小さじ2/3
白すりゴマ…小さじ1

❶キャベツはひと口大に切り、さっとゆでてざるに上げる。ワカメはたっぷりの水で戻し、水気を切っておく。

❷水気を絞った①のキャベツ、ワカメ、ブロッコリースプラウトをボウルに入れ、しょうゆ、リンゴ酢、白すりゴマで和える。

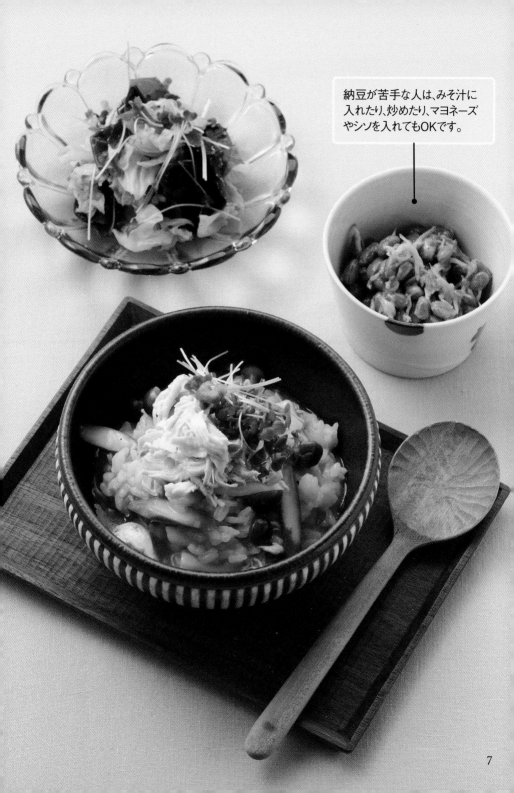

納豆が苦手な人は、みそ汁に
入れたり、炒めたり、マヨネーズ
やシソを入れてもOKです。

Ⓑステージ3aまでの【昼食】

主食に、10割ソバを食べるのはおすすめです。また、煮物の甘味づけに、砂糖ではなく甘酒を使用するのもいい工夫です。なお、揚げる、炒めるなどの調理法だと、AGEsが上がるので、蒸し料理はおすすめです。

主食：おろし納豆ソバ

材料（2人分）

ソバ（乾めん・10割）…160g
納豆…2パック（100g）
大根おろし…4cm幅（160g）
ミョウガ…1個
大葉…4枚　ネギ…4cm
ブロッコリースプラウト…適量
麺つゆ…大さじ6

❶ソバは表示どおりにゆで、もみ洗いして水気を切っておく。

❷ミョウガは薄切り、大葉は千切り、ネギは小口切りにして水に放って混ぜてざるにあけ、水気を切っておく。

❸器に①のソバを盛り、納豆、大根おろし、②の薬味、ブロッコリースプラウトをのせ、麺つゆをかける。

自家製麺つゆ

材料（2人分）

干しシイタケ…1枚
煮干…中5本（5g）
水…250ml　本みりん…大さじ3
しょうゆ…大さじ3

❶干しシイタケ、煮干を250mlの水に冷蔵庫でひと晩水につけておく。

❷①を鍋に入れ火にかける。沸騰したら7～8分アクをとりながら弱火で煮出し、煮干、シイタケを網ですくい、取り出す。

❸②に本みりん、しょうゆを加え、さらに2～3分弱火で煮てアルコールをとばす。

主菜：アジの香味蒸し

材料（2人分）

アジ（3枚におろしたもの）…2尾分（140g）
天然塩…少々　酒…小さじ2
ネギ…1/2本　ショウガ…2片
タレ｜しょうゆ、黒酢…各小さじ1
　　｜ゴマ油…少々
ブロッコリースプラウト…適量

❶アジは身のほうに天然塩を少々ふり、酒をからめておく。

❷ネギは縦半分に切ってから斜め薄切り、ショウガは千切りにする。ブロッコリースプラウトは根元を切り落とし半分に切る。

❸タレの調味料を合わせておく。

❹耐熱の器には半量のネギ、ショウガ、アジの順番におく、残りのネギ、ショウガをのせて蒸気の上がった蒸し器で6～7分蒸す。

❺蒸しあがったらタレを回しかけ、ブロッコリースプラウトを添える。

＊アズキのゆで方

アズキは洗って5倍程度の水につけ、火にかける。沸いたらゆでこぼす。豆を鍋に戻し、水を足して火にかける。

2～3回水を足しながら40～50分ほどアズキが柔らかくなるまでゆでる。

小分けにして冷凍すると便利。

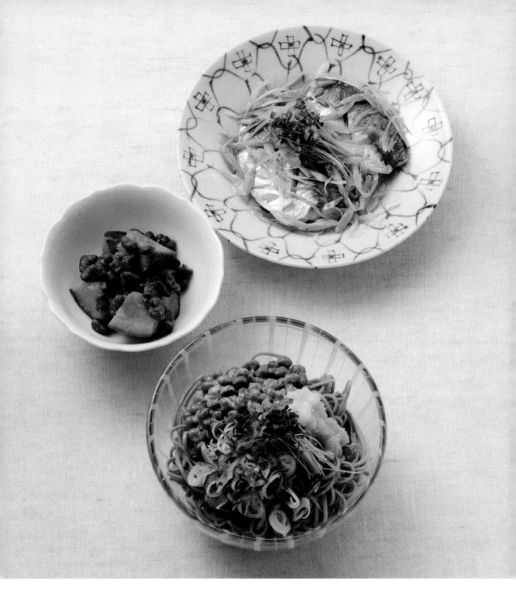

副菜：カボチャとアズキの煮物

材料（2人分）

- アズキ（ゆでたもの）…大さじ3（60g）
- カボチャ…4cm角で3個（120g）
- 煮干…中4本
- 甘酒…小さじ4
- しょうゆ…小さじ

❶カボチャはひと口大に切り、鍋に入れる。煮干とひたひたの水を加えひと煮する。

❷甘酒、しょうゆを加え、カボチャが柔らかくなるまで煮る。ゆでアズキを加え、さらに2〜3分煮る。カボチャとアズキを器に盛る。

Ⓑステージ３ａまでの【夕食】

Ⓑステージ3aまでの食事は、Ⓐの正常・ステージ1～ステージ2までの人にも役立ちます。ブロッコリースプラウトは、抗酸化作用に優れていて、AGEsを減らしてくれるので、常備しておき、いろいろな料理に添えるといいでしょう。

主食：サケの混ぜ寿司

材料（2人分）

米…1合　白ゴマ…大さじ1
【合わせ酢】
Ⓐ┌天然塩…小さじ1/2　ハチミツ…大さじ1
　└リンゴ酢…大さじ1と1/2
【具】
生サケ…1切れ　　天然塩…少々
キュウリ…1本　天然塩…ごく少々
干しシイタケ…1枚
Ⓑ┌甘酒…小さじ1/2　しょうゆ…小さじ1/4
　└卵…2個
Ⓒ┌天然塩…ごく少々　ハチミツ…小さじ1
　└米油…小さじ1/2
ブロッコリースプラウト…適量

❶干しシイタケは1/2カップの水にひと晩つけ戻しておく。戻ったら軸をのぞいて薄切りにし、戻し汁とⒷの調味料で煮汁がなくなるまで弱火で煮る。

❷Ⓐの調味料を合わせよく混ぜておく。

❸米は洗い、固めの水加減にして普通に炊く。

❹サケに塩をふり10分おく。焦げないようにホイルで包み、グリルで焼いて骨を除き、粗くほぐす。

❺キュウリは小口切りにして塩をふり、しばらくおく。

❻卵にⒸを加え、米油小さじ1/2をしいたフライパンでいり卵を作る。

❼❸の炊き上がったごはんに白ゴマ、❷の合わせ酢を合わせ、❶の干しシイタケ、❹のサケ、水気を絞った❺のキュウリ、❻の卵を混ぜる。

❽器に盛り、ブロッコリースプラウトをのせる。

副菜：
アスパラと小エビの白和え

材料（2人分）

白ゴマ…小さじ4　木綿豆腐…1/5丁（60g）
甘酒…小さじ2　麦みそ…小さじ1
ゆでたエビ…小4尾　アスパラガス…2本

❶木綿豆腐は厚手のペーパータオルにくるみ、水気を切っておく。

❷アスパラは根元の硬い部分を除き斜め薄切りにし、さっとゆで、冷水に取り水気を切っておく。ゆでたエビはひと口大に切る。

❸すり鉢に白ゴマを入れよくする。❶の木綿豆腐、甘酒、麦みそを加えさらによくする。❷のアスパラ、エビを加えて和える。

汁物：
アサリとスプラウトの清汁

材料（2人分）

アサリ…12個（120g）　コンブ（2cm角）…2枚
酒…小さじ1　しょうゆ…少々（小さじ1/3）
天然塩…少々
ブロッコリースプラウト…適量

❶砂出ししたアサリはよく洗って小鍋に入れ、水300㎖を注ぎ、コンブを入れ、弱火にかける。

❷沸騰したらコンブを取り出し、アクを取り、アサリの口が開くまで煮る。

❸酒、しょうゆを加えて味をみて、足りなければ塩を少々入れて味を調え、ブロッコリースプラウトを加える。

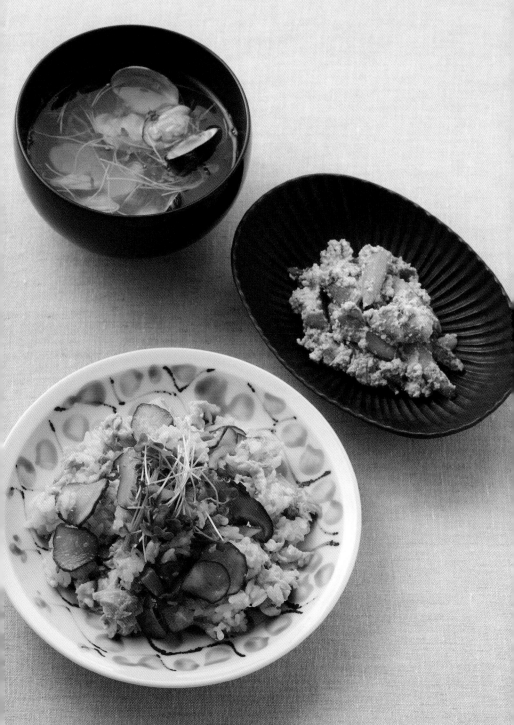

ⓒステージ３b〜４の【朝食】

ⓒステージ3b〜4では、エネルギー量を確保することが必要なので、揚げ物がメニューに入ってきます。しかし、先にマリネしておくことで、AGEsを抑えられます。また、酢は唾液を出して、消化を助けてくれます。なお、今回ご紹介するⓒステージ3b〜4のレシピの1日量は1941kcal、たんぱく質67.6g、塩6.5gです。

主食：雑穀米

茶わん1杯(150g)…1人前の量
229kcal、たんぱく4.9g、塩0g

主菜：小アジのマリネ

116kcal、たんぱく5g、塩0.5g

材料（2人分）

小アジ…3〜4尾(60g)
レモン果汁…大さじ1と1/2
米粉…大さじ1/2　米油(揚げ油)…適量
セロリ…1/3本　ニンジン…小1/6本
紫タマネギ(タマネギ)…1/5個
MCTオイル…小さじ2
ブロッコリースプラウト…適量
【マリネ液】
リンゴ酢、甘酒…各大さじ1と1/2弱
しょうゆ…小さじ1/2　天然塩…小さじ1/6

❶小アジはエラとワタを除き流水で洗う。ペーパータオルで水気をふき、レモン汁で20〜30分ほどマリネしておく。
❷セロリはすじをのぞいて斜め薄切り、葉はザクザクに切る。ニンジンは太めの千切りにする。紫タマネギ（タマネギ）は薄切りにし、切った順からバットに入れておく。
❸ブロッコリースプラウトは根をとり洗っておく。
❹マリネ液は合わせておく。
❺水分をペーパータオルでよく拭いた小アジに米粉をまぶし、薄いキツネ色になるまで170℃に熱した米油でからりと揚げ、②の野菜の上にのせていく。④のマリネ液を回しかけ、野菜がしんなりしたら全体を混ぜる。
❻器に盛り、MCTオイルを回しかけ、ブロッコリースプラウトを添える。

副菜：オクラ納豆

127kcal、たんぱく9.9g、塩0.2g

材料（2人分）

納豆…2パック(100g)
オクラ…大4本(50g)
ミョウガ…1個(14g)　酢…小さじ2(6g)
しょうゆ…小さじ1/2(1.5g)
すりゴマ…小さじ2(6g)

❶オクラは1〜2分ゆで、冷水に取り、手早く冷まし小口切りにする。ミョウガは薄切りにする。
❷①のオクラ、ミョウガ、納豆を酢、しょうゆ、すりゴマで和え器に盛る。

汁物：大根とワカメのみそ汁

25kcal、たんぱく1.3g、塩1.3g

材料（2人分）

煮干のだし汁…300㎖
大根…1〜2cm幅(50g)
乾燥ワカメ…2g
麦みそ…大さじ1　ネギ…少々

❶400㎖の水に煮干中6本（6g）を30分ほどつけてから火にかける。沸いたら3〜4分弱火で煮て、煮干を取り出す。
❷大根は皮をむいてイチョウ切り、乾燥ワカメはたっぷりの水で戻しておく。ネギは小口切りにする。
❸①の煮干のだし汁に2の大根を加え蓋をして、大根が柔らかくなるまで煮る。②のワカメを加え、ひと煮し火を止めみそを溶かす。ネギを加える。

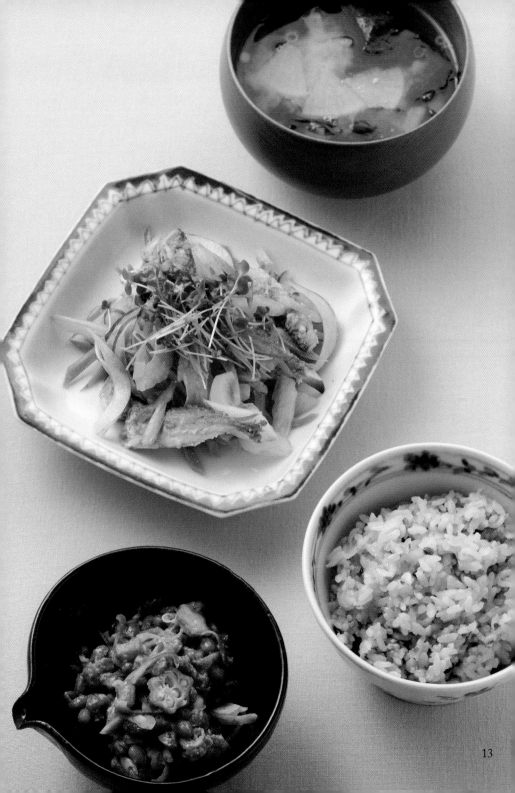

ⓒステージ３ｂ〜４の【昼食】

日本人の塩分摂取量の平均は、1日12gです。ⓒステージ3b〜4では、天然塩や質のいい調味料を使い、過剰摂取にならないように気をつけましょう。カリウムについて主治医から指示がなければ、質のいい野菜や果物は摂取しましょう。

主食：とろろソバ

413kcal、たんぱく13.3g、塩1.3g

材料（2人分）

ソバ（乾めん・10割）…160g
ブロッコリースプラウト…適量
【つけつゆ】
ナガイモ…6㎝幅（120g）
卵黄…2個分（卵白はラップに包んで冷凍保存できます。卵焼きを作るときに解凍して使ってください）
自家製麺つゆ…大さじ6（作り方は8ページ）
天然ワサビ（すり下ろしたもの）…少々

❶ソバは表示どおりにゆで、水にとってもみ洗いし水気を切る。
❷ブロッコリースプラウトは根元を切り、半分に切ってよく洗い、①のソバと混ぜて器に盛る。
❸ナガイモは皮をむいてすり下ろし、器に盛る。自家製麺つゆを注ぎ、卵黄をのせ、ソバをつけながら食べる。ワサビはお好みで。

主菜：ゴーヤチャンプル

215kcal、たんぱく10.4g、塩1.5g

材料（2人分）

木綿豆腐…2/3丁（200g）
ゴーヤ…1/2本　モヤシ…1/3袋（60g）
キクラゲ…大8枚（4g）　天然塩…少々
米油…大さじ2　ちりめんジャコ…大さじ2
しょうゆ…小さじ2

❶木綿豆腐は厚手のペーパータオルにくるみ、水気を切っておく。
❷ゴーヤはワタを除き薄切りにして、熱湯でさっとゆでて水気を切っておく。
❸キクラゲはたっぷりの水につけて柔らかく戻し、石づきを取り食べやすい大きさにちぎっておく。
❹フライパンに米油を熱し、ひと口大に切った①の豆腐を入れ、塩少々を全体にふり、焼いて取り出す。
❺④のフライパンで②のゴーヤ、モヤシ、③のキクラゲ、ちりめんジャコをさっと炒める。④の豆腐を戻し、しょうゆを回しかけ、味を調える。

副菜：ニンジンとキクラゲのサラダ

94kcal、たんぱく1.3g、塩0.3g

材料（2人分）

ニンジン…中1/2本　天然塩…少々
キクラゲ…大8枚（4g）
リンゴ酢…小さじ2
オリーブ油…小さじ2　クルミ…4粒

❶ニンジンは太めの千切りにして、塩を少々ふり、しばらくおき、水気を絞っておく。
❷キクラゲはたっぷりの水につけ柔らかく戻し、石づきを取り千切りにする。
❸クルミは食べやすい大きさに切る。
❹①②③をリンゴ酢、オリーブ油で和えて器に盛る。

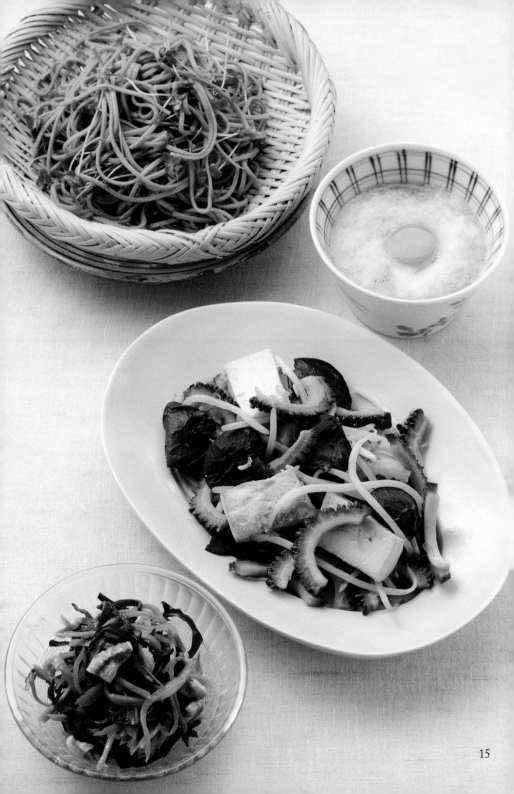

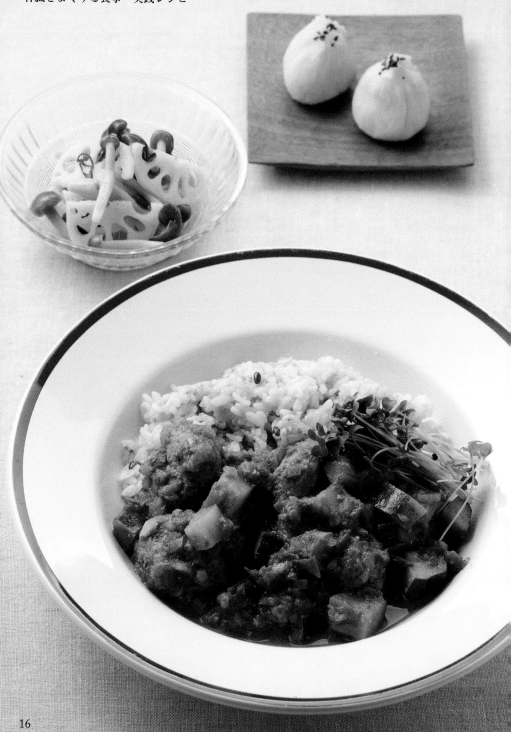

ⓒステージ３b〜4の【夕食】

ⓒステージ3b〜4では、たんぱく質の量を「標準体重×1g」程度にするため、摂取エネルギー量が減りがちです。その場合、油を料理にかけて、エネルギーを確保します。すると、揚げるよりも酸化しておらず、AGEsの量を抑えられます。

主食：イワシのつみれカレー

592kcal、たんぱく20.0g、塩1.3g

材料（2人分）

【イワシのつみれ】
イワシ…2尾（200g）正味120g
ショウガすりおろし…少々
麦みそ…小さじ1/2　片栗粉…小さじ1
【カレー】
タマネギ…2/5個（80g）米油…大さじ2
ズッキーニ…6㎝（60g）
ナス…2/3個（60g）
ニンニクすりおろし…1片
ショウガすりおろし…少々
カレー粉…小さじ1
トマト…小2個　麦みそ…大さじ1
オリーブオイル…小さじ2（6g）
ブロッコリースプラウト…適量
雑穀ごはん…150g（1人分の量）

❶イワシは頭、内臓を取り除き、手開きにしてから背骨を除き、包丁で細かく刻んでから叩いてすり身にする。ショウガ、みそ、片栗粉を混ぜ4等分に丸めておく。

❷タマネギはみじん切り、ズッキーニ、ナスは2㎝程度の角切りにする。

❸フライパンに米油を温め②のタマネギを炒める。タマネギがしんなりしたら、②のズッキーニ、ナス、ニンニク、ショウガ、カレー粉を加えて炒める。

❹トマトのざく切り、水300㎖、麦みそを加えて沸かし、①のイワシのすり身を加え、ときどき返しながら汁気がなくなるまで煮る。

❺雑穀ごはんと④を盛り合わせ、オリーブオイル小さじ1をかける。ブロッコリースプラウトを添える。

副菜：キノコとレンコンの簡単ピクルス

59kcal、たんぱく0.9g、塩0g

材料（2人分）

シメジ…2/3パック（60g）
レンコン…輪切り小6枚（20g）
Ⓐ ┌ 酢…大さじ2　水…大さじ2
　 │ 本みりん…大さじ2
　 └ 輪切り赤唐辛子…少々

❶シメジは石づきを取り、バラバラにほぐす。レンコンは皮をむき、半月の薄切りにし水にさらす。

❷Ⓐを小さな鍋に入れ、火にかけ沸騰させる。①の野菜を加え再沸騰したら火を止め、そのまま冷まし味をなじませる。

デザート：サツマイモ茶巾

71kcal、たんぱく0.6g、塩0.1g

材料（2人分）

サツマイモ…中2/5本（100g）
甘酒…小さじ2　レモン果汁…小さじ1
黒ゴマ…少々

❶サツマイモは皮をむき、1㎝厚さの半月切りにし水にさらす。

❷小さな鍋にサツマイモを入れ、ひたひたの水を注ぎ火にかける。サツマイモが柔らかくなるまで5〜6分煮る。

❸水気を切り、熱いうちにフォークで潰して甘酒、レモン果汁を混ぜる。

❹冷めたら4つに分けてラップに取って茶巾に絞り、黒ゴマをのせる。

ステージ別の食事早見表

	Ⓐ正常～ステージ2まで	Ⓑステージ3aまで
ふだんの日	正常時は、食事は気にしなくていい。楽しみながら、たまにハメを外しても	基本は同じ
ときには…	旅行や遊びでは好きなものOK	ハメを外さなければ、たまに楽しむのはOK
計算	全く不要	基本は不要
たんぱく計算	不要	不要
カロリー計算	不要	不要
バランス	1/2 野菜、1/4 穀類、1/4 たんぱく質（質を考慮）	左に同じ
加工品、添加物	× 干物も×	左に同じ
主食	×パン、菓子類は控える	〇米、ソバ、カボチャ、サツマイモ ×パン、加工品は控える
塩分	過剰にとらない 加工塩を減らす	とりすぎない 天然塩は適度ならOK
漬物、梅干し	〇 発酵した漬物がいい	左に同じ
朝食 たんぱく	多めが健康的だが、意識しすぎなくてよい	多め
朝食 豆類	〇 納豆など発酵した大豆、高野豆腐、アズキ	〇（納豆は特にいい）
肉類	〇	牛肉以外
卵	〇	左に同じ
生野菜、果物	〇 酢の物も〇	左に同じ
汁物	〇（貝の汁もいい）	〇（肉、骨をだしにしても〇）
水溶性食物繊維	〇 多くする	左に同じ
まごわやさしい	〇	左に同じ
発酵食品	〇	左に同じ
調理法	AGEsを少なくする	左に同じ
油	オリーブオイル、玄米油	左に同じ
エネルギー源		油でカロリーを少しふやす
天日干しのもの	〇キクラゲ、切り干し大根、干しシイタケ、干しエビ	左に同じ

©ステージ3b～4まで

たんぱく制限をしていると、摂取エネルギーをふやす必要がある
急速に進行しているときは特に注意

量を取りすぎず、気をつけながら少し楽しむのはOK

ある程度必要

標準体重×1グラム（急速進行期以外）

標準体重×35キロカロリー（急速進行期以外）

ごはんを多く

左に同じ

○主に米、ソバ、カボチャ、サツマイモをとる
×パン、加工品は控える

6グラムが目標だが、急激に減らさない。減らしすぎもよくない

天然塩がいい

△

多め

○（納豆は特にいい）

鳥、羊、鴨を少し。植物性のたんぱく質を基本にする

△（黄身を中心に）

△（血中カリウム濃度が高いときは要注意）

○（血中カリウム濃度が高いときは要注意）

左に同じ

左に同じ

○　酢漬けなども活用

左に同じ

左に同じ＋MCTオイルなど

油でカロリーを少しふやす

左に同じ

はじめに

「沈黙の臓器、腎臓にも、出せる声がありました」

　これは、2022年に放映された、慢性腎臓病の啓発コマーシャルで使われたキャッチコピーです。慢性腎臓病は、慢性的に腎臓が障害される病気の総称で、英語の頭文字をとってCKDとも呼ばれます。

　胃の具合が悪くなると胃もたれや胃痛、腸なら下痢・便秘、心臓なら動悸・息切れなどの症状が現れます。しかし、**腎臓の機能が落ちてきても、初めのうちは何も自覚症状が現れません**。むくみや尿量の変化、倦怠感などの自覚症状が現れるのは、かなり進行してからです。

　そのため、このキャッチコピーにあるように、腎臓は「沈黙の臓器」と呼ばれます。

「沈黙」したまま、腎臓は絶えず黙々と働いています。「縁の下の力持ち」のように、生命と健康を維持するため、多彩な働きをしているのです。

　腎臓といえば「尿をつくるところ」だと、多くの人は思っているでしょう。確かに、血液をろ過して尿をつくり、体の老廃物を排出するとともに水分量を調節するのは、腎臓の重要な働きです。そのため、腎臓は握りこぶしほどの小さな臓器でありながら、全身の血液量の約4分の1が常に流れ込んでいます。

　尿をつくること自体、うまく行かなくなると、**すぐ命にかかわる大切な働き**ですが、ほかにも腎臓は、**血圧や電解質（ミネラル）の調整、骨の健康の維持、体を弱アルカリ性に保つなど、生命維持に欠かせない多くの働き**をしています。しかも、**多数の臓器と連携しながら働いています**。

　そのように、たいへん重要な臓器でありながら、認識されることの少ないのが腎臓という臓器です。日ごろ、過食すれば胃腸を

気づかい、お酒を飲みすぎれば肝臓を気づかう人でも、腎臓を気づかうことはなかなかないでしょう。

　機能が落ち始めてもあまり意識されないまま、腎臓病を進行させてしまうケースも多いのです。

　現在、日本には慢性腎臓病の患者さんが約1330万人おり、これは日本人成人のおよそ8人に1人に当たります。近年、国民の高齢化などの背景もあって急速に増加している慢性腎臓病は、新たな国民病の一つともいわれています。

　慢性腎臓病が進行して、末期の腎不全と呼ばれる状態になると、自分の腎臓の代わりに、専用の医療機器などで血液をろ過する「透析療法（人工透析）」が必要になります。日本では現在、**約34万5千人が透析療法**を受けています。

　その大部分は、医療機関で機器を使って血液を濾過する「血液透析」で、一般的に週3回、4〜5時間、ベッドに横たわって治療を受ける必要があり、さまざまな面で生活が制約されます。

　透析療法には、**1ヵ月に約40万円**かかり、日本全体で**年間1兆8千億円**もの医療費が必要で、ほぼ全額、保険でまかなわれています。今後、さらに高齢化が進めば、透析療法を受ける患者さんとその費用は、ますます増加することが予想されます。

　慢性腎臓病の患者さんにとってはもちろん、日本の医療財政にとっても、透析療法が必要になる人を減らしていくことが求められているのです。

　透析療法を必要とする患者さんの増加は、日本だけでなく世界的に問題となっています。もともと、いくつかの慢性的な腎臓の病気を、総称して「慢性腎臓病」と呼ぶことになったのも、その事情が背景になっています。

　それまで個別の病気として治療していた慢性的な腎臓病を、合わせて「慢性腎臓病」ととらえ、腎機能の程度でステージ（病期）分類して対策や治療をしていくことが、2002年にアメリカで提唱され、それが世界に広まったのです。

　そのステージ分類に使われるようになった指標が、ｅＧＦＲ（推算糸球体ろ過量）という検査値です。冒頭のキャッチコピーにある「出せる声」とは、この検査値のことを指しています。

　最近では、健康診断などでこの数値がわかるようになってきたため、自覚症状に代わる腎臓の声、つまり機能低下を今までよりも早く知る情報として活用できます。そのことを広く知らせて健診の受診を促し、慢性腎臓病の早期発見を促すのが、この啓発コマーシャルの目的でした。

　ほかにも最近は、慢性腎臓病について、テレビで特集番組が放映されたり、雑誌で特集記事が掲載されたりすることがふえてきました。

　毎年３月の第２木曜日は「世界腎臓デー」と定められ、腎臓病の早期発見の大切さを知らせるための国際的なイベントなどが行われています。

　なぜこのように、メディアなどで取り上げられ、健診の受診がすすめられるかというと、**検査値で自分の腎機能を知ることが、腎臓病の予防や進行抑制の第一歩**だからです。早めに発見して、腎臓をまもるための対策をこうじれば、透析療法が必要な段階まで進むのを防いだり、そうなるまでの速度を遅らせたりできます。早期に見つけるほど、それらができる可能性が高まります。

　「腎臓をよくする」とは、具体的にはどのようにすればよいのでしょうか。

　それをわかりやすくお知らせするのが本書の目的です。私は腎臓の専門医として、長年、腎臓病患者さんの診療をしながら、食事や生活指導をしてきました。それをきちんと実行した人には、腎臓病の進行が遅くなったり、腎機能が改善することはめずらしくありません。

　その知識と経験をもとに、実践しやすく、かつ腎臓をよくする効果の高い食事やセルフケアを紹介したいと考えて、本書をまとめました。

　本書では、**腎臓にとって、どんな食事が悪いのか、どんな生活**

が問題なのか、どういう薬や身のまわりの有毒物質などが影響するのかを、お知らせしたいと思います。それらを知って、できるだけ腎臓に悪いことを避けるのが、腎臓病の予防や進行抑制の基本になります。

　そのうえで、腎機能の維持・改善のために積極的にとりたい食品や、効果的な食べ方、生活のしかたを知って実行すれば、より効果的な腎臓病対策につながります。

　その実践は、**腎機能のレベルに応じてでかまいません**。今は正常域で、腎機能の低下を予防したいという人なら、本書を読んで楽にできそうなところだけ行う、いわば「なんちゃって食事療法」でもいいのです。

　健康診断で腎機能に要注意という結果が出た人や、病院で腎臓が悪いといわれて戸惑っている人なら、今の自分の状況を知って、その程度に応じた対処法を見つけるために、本書をお役立ていただけると思います。

　本書の第1章では、腎臓をよくするための基礎知識として、「腎臓とはどういう臓器か」「腎臓病になるのはなぜか」をご説明します。

　第2章では腎臓をよくする食事についての解説、第3章では腎機能をよくするセルフケアをご紹介します。なお、カラーを含む巻頭では、腎臓をよくする食事の基本的な考え方や、具体的なレシピ例をご紹介しました。

　慢性腎臓病の人のための食事や運動については、近年、考え方の変わってきた部分があります。

　たとえば、以前はたんぱく質が厳しく制限されていましたが、最近は、**たんぱく質を制限しすぎると**、とくに高齢者では、**急激に筋肉が減る「サルコペニア」**や、心身の虚弱状態とされる「フレイル」を招く危険性が高まるため、たんぱく質制限を少しゆるやかにしようという考え方になってきています。

　私は、それに加えて、**たんぱく質の「質」を重視する**考え方を取り入れています。さらに、腎臓病で制限される**カリウムや塩分も、質のよい食材を選びながら上手にとる**ことを推奨しています。

　また、腎臓病に対する食事は、計算をしなければならないことで、「難しい」「できない」といわれてきました。そこで私は、なるべく計算なしに、どういったものを、どういうふうにとればいいのかを考えました。それは、わかりやすいように、朝昼夕のバランスを考えたレシピとともに紹介します。

　本書で紹介した食事のポイントに留意していただければ、味気ない食事ではなく、じゅうぶんボリュームや味わいのある食事を楽しみながら、腎臓を守ることができます。

　一方、運動に関しては、従来、腎臓病の人は「安静第一」とされていましたが、近年、むしろ**適度に運動する**ほうが、**腎機能の改善に役立つ**ことがわかってきました。

　腎臓病の治療薬についても、最近のトピックがあります。

　じつは、少し前まで腎臓病の進行を止める薬は存在しませんでした。大部分の薬は腎臓への負担を増すため、腎臓のためには、できるだけ薬は減らすほうがよいとされてきたのです。

　しかし近年、**腎機能の悪化を防ぐ新しい薬**が出てきました。副作用を管理しながら使えば、腎臓への効果が期待できる薬も増えてきたのです。本書の第4章では、そうした新薬も含めた腎臓病の医学的治療について解説します。

　今の自分の状況を把握したうえで、適切な対処法がわかれば、腎臓病は怖くありません。本書を参考に、ぜひそのコツを身につけて腎臓を大事にし、長く使えるようにしていきましょう。

　　2023年10月　　　　　　　　葉子クリニック院長　内山葉子

目次

第1章 腎臓とは何か？

第2章 腎臓をよくする食事

第3章　腎臓をよくするセルフケア

第４章　腎臓をよくする最新の治療法

スタッフ　デザイン・図版作成　横坂恵理香／料理・スタイリング　古澤靖子
料理撮影　尾島翔太／撮影協力　UTUWA：☎ 03-6447-0070
編集協力　松崎千佐登／編集担当　小川潤二

腎臓とは何か？

腎臓の 8 つの大きな働き

　腎臓は左右 2 個で数百グラムの小さな臓器ですが、そこには常に、**全身の血液の 4 分の 1 が流れ込んでいます**。これだけでも、腎臓がいかに重要な臓器かおわかりいただけると思います。

　大量の血液が流れ込み、また出ていくため、腎臓には大動脈（腹部大動脈）から分かれた腎動脈が入り、大静脈（下大静脈）につながる腎静脈が出ています。腎臓の代表的な働きは尿をつくることですが、その尿の通り道として、腎臓からは尿管が出ており、膀胱につながっています（右の図参照）。

　腎臓は、尿をつくるだけでなく、多くの働きを持っています。主な 8 つの働きをあげてみましょう。

①尿をつくる
②電解質（ナトリウム・カリウム・カルシウム・リン・マグネシウムなど）の調整
③血圧の調整
④赤血球の調整
⑤血液を弱アルカリ性に保つ
⑥骨の健康を維持
⑦寿命の調整
⑧エネルギーをつくる

①尿をつくる（血液の浄化・水分調節）
　血液には、代謝でできた老廃物（ゴミや毒素など）が混じっています。血液から老廃物を取り出して、24 時間休まずに尿をつくるのが、腎臓の代表的な働きです。

　腎臓では尿をつくりながら、体内の水分調節も行っています。体の水分が多いときは尿の水分を増やして薄い尿にし、水分が少ないときは尿の水分を減らして濃い尿にし、体に必要な水分量を確保します。

腎臓の形と位置

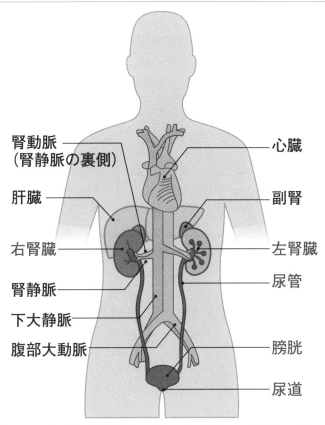

腎動脈
（腎静脈の裏側）

心臓

肝臓

副腎

右腎臓

左腎臓

腎静脈

尿管

下大静脈

腹部大動脈

膀胱

尿道

- 腎臓は腰の少し上（横隔膜の下）の背中側に、背骨をはさんで
左右に1つずつある

- 大きさは握りこぶし程度で、ソラマメに似た形
重さは1つ120 〜 250gくらいで、体重の200分の1ほど

- 1分間当たりの血流量は約1ℓ（全身は4ℓ）
重さ当たりで見ると、腎臓はすべての臓器のうちで、
最も多く血液が流れ込む臓器

②電解質の調整

　ミネラルのうち、ナトリウム、カリウム、カルシウム、クロール、マグネシウム、リンなどは、水に溶けると電気を帯びて電気を通す性質を持ちます。こういう物質を「電解質」と呼びます。

　体内では、電解質が適正なバランスに保たれることで、細胞内外の物質濃度が正しく保たれ、神経や筋肉が正常に働き、生命活動が維持されています。腎臓は、その電解質バランスを保つ役割も担います。

③血圧の調整

　血圧が下がると、腎臓は血圧を上げるのに役立つ酵素を出し、逆に血圧が上がりすぎると、腎臓は血管を下げる複数のホルモンを分泌します。こうして腎臓は血圧を適正に保とうとするのです（右の図参照）。

④赤血球の調整

　血中の酸素濃度が下がると、腎臓はそれを感知し、赤血球を増やすエリスロポエチンというホルモンを出します。このホルモンは、赤血球が生まれる場所である骨髄に働きかけ、赤血球の産生を促します。こうして腎臓は、貧血を防ぐためにも働いています。

⑤体を弱アルカリ性に保つ

　私たちの血液は、健康ならpH7.4の中性に近い弱アルカリ性。血液をこのpHに保つために、腎臓が働いています。腎臓で取り除く老廃物や毒素には酸性のものが多く、排泄することで血液が弱アルカリ性に保たれるのです。それに加えて、腎臓は呼吸とも連携しながら、血液のpHを正常に保っています。

⑥骨の健康を維持

　腎臓は、骨の健康にも深く関係しています。骨を丈夫に保つには必要なカルシウムやリンの吸収・利用に欠かせない、ビタミンDを活性化させるからです（P35の上の図参照）。

腎臓が血圧を調整するしくみ

本来、大出血などで緊急に血圧が下がると、体は交感神経を興奮させ、手足の末梢血管を収縮させ、大事な臓器への血流を維持しようとします。これら交感神経や副腎からの血圧調整で対応しきれない場合、あるいは通常の場合も、腎臓は血管を収縮させたり、血液量（体液量）を調整したりして、血圧を調整します

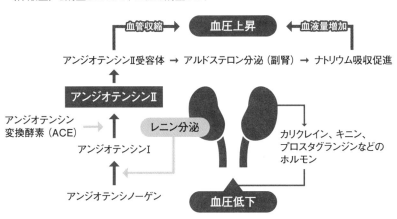

①血流が悪くなる（水分やナトリウムが失われる）と、腎臓は酵素（レニン）を出す。すると「レニン―アンジオテンシン系」という反応系が作動し、最終的にできるアンジオテンシンⅡが、血管を収縮させて血圧を上げる

②同時にアンジオテンシンⅡは、副腎からアルドステロンというホルモンを分泌させる。その働きで尿中への排泄を抑え、血液中のナトリウム（塩分）や水分を増やすことによっても、血圧が上がる

③ほかにも腎臓から、血管を収縮させて血圧を上げるエンドセリンというホルモンも分泌される

※血流が減る、たとえば脱水などで水分が足りなくなり血液が濃くなると、抗利尿ホルモンが脳から出て尿を減らし、体内に水をためる

④一方、腎臓からは、血管を拡張させて血圧を下げるカリクレイン、キニン、プロスタグランジンなどのホルモンも分泌される

⑤体液量が増えると、心臓からのホルモンが腎臓に働き、アルドステロン、抗利尿ホルモンを阻害して尿を出す

　心臓では、ナトリウムを捨てるホルモン・ANPやBNPを調整する、皮膚も水分やナトリウム・塩分をため込み、血圧調整を腎臓とともに行う

　全身とかかわりあいながら、腎臓は体液量や血圧を調整する

そのため、腎機能が低下すると、ビタミンDを活性化する働きが衰え、骨粗鬆症を起こしやすくなります。

なお腎臓はリンの排泄器官でもあるため、腎機能が低下すると、リンの血中濃度が上昇することでも骨の代謝異常が起こります。また腎臓では、骨や副甲状腺と連携しながらミネラルを調整していますが、慢性腎臓病（CKD）になると、その連携が乱れて、骨や血管などのさまざまな異常が起こります。これらを総称して「CKDに伴うミネラル骨代謝異常（CKD‐MBD）」と呼んでいます。

⑦寿命の調整

近年、**老化や寿命に深くかかわるクロトー遺伝子**（抗老化遺伝子）が、腎臓で発見されました。クロトー遺伝子は、腎臓に最も多く存在し、この遺伝子がつくり出すクロトーたんぱくは、リンを低下させるホルモン（FGF）の受容体（受け取って作用させる部分）になります（右下の図参照）。

また近年、リンの血中濃度が高いと、寿命を短くする要因になるとわかってきました。**腎機能が衰えると、クロトーたんぱくが減少し、リンが排出されにくくなり、寿命が短くなる**と考えられているのです。逆に腎機能が保たれることでリンの排出が促され、それが老化の抑制と寿命の延伸につながる可能性があります。

⑧エネルギーをつくる

私たちが糖質をとると、体内でブドウ糖に分解されます。しかし、それだけで補いきれない分は、アミノ酸や脂質から糖をつくり出して使います。これを「**糖新生**」といいます。

アミノ酸からの糖新生は、**肝臓**と**腎臓**で行われています。

通常、血糖の20〜50％は腎臓での糖新生で賄われています。そのため、腎機能が悪くなるとこの糖新生が行われず、血糖値が下がることがあります。**一見、糖尿病が改善したように見えますが、実際には腎機能の低下によるものなので要注意です。**

腎臓とビタミンD

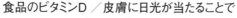

食品のビタミンD ／ 皮膚に日光が当たることで
つくられるビタミンD
↓ 活性化
肝臓
↓ 活性化
腎臓
↓
活性型ビタミンD
↓
骨の強化

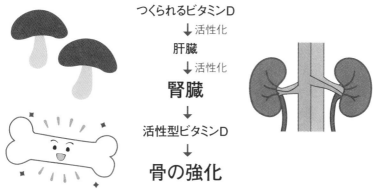

腎臓の抗老化遺伝子で寿命を調整

腎臓のクロトー遺伝子
↓
クロトーたんぱく
↓
リンの排出＝**老化の抑制**
　　　　　寿命の延伸

リンを低下
させるホルモン

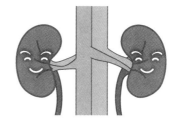

腎臓が衰えると…

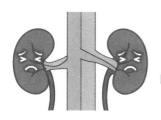

腎臓のクロトー遺伝子
↓
リンの排出の低下＝**老化の進行**
　　　　　　　寿命の短縮

緻密なしくみで
尿がつくられる

　以上のように、腎臓は多くの働きをしています。最初にあげた「尿をつくる働き」について、もう少し詳しく説明しましょう。

　腎臓の中には、「ネフロン」と呼ばれる微小な血液のろ過装置が集まっています。ネフロンは、毛細血管が毛糸玉のように丸まった「糸球体」、それを包む「ボウマン嚢」、そこからつながる「尿細管」のセットでできた構造体です（右図参照）。

　このネフロンが、1つの腎臓当たり約100万個あります（数は個人差、人種差があります）。ここで、血液をろ過して尿をつくります。血液が糸球体を通る間に、たんぱく質や赤血球など、比較的大きくて必要なものは濾しとられて血液中に残ります。①その他の小さい成分と、大部分の水分が糸球体の外に出て、ボウマン嚢で受け止められ尿細管に流れ込みます（糸球体ろ過）。

　これが尿のもとになる原尿です。1日に約100ℓほどできる原尿には、尿素、アンモニアなどの老廃物や毒素とともに、電解質（ミネラル）、アミノ酸、ブドウ糖などが含まれています（右図①）。②原尿が尿細管を通る間に、99％の水分と必要な成分を、今度は濾し出して血液に戻します（再吸収）。こうして、残り1％の水に老廃物や毒素が溶け込んだものが尿になります。なお、尿細管はさまざまなホルモンの分泌もしています（右図②）。

　腎臓は、こうした緻密なしくみで血液をろ過しているので、血液の状態や血圧、炎症など、さまざまな要因でダメージを受けます。腎臓にとっては、加齢そのものがダメージにつながり、基本的にネフロンは年齢とともに減少していきます。

　もともと腎臓には、仮に事故や他者への移植などで1つを失っても、十分に役目が果たせるほど予備能力が備わっています。しかし、さまざまな悪条件が重なると、その余裕がなくなります。

　腎機能が落ちてきた人はもちろん、できればそうなる前から、腎臓をよくする食事や生活で腎臓をいたわることが大切です。

腎臓で尿ができるしくみ

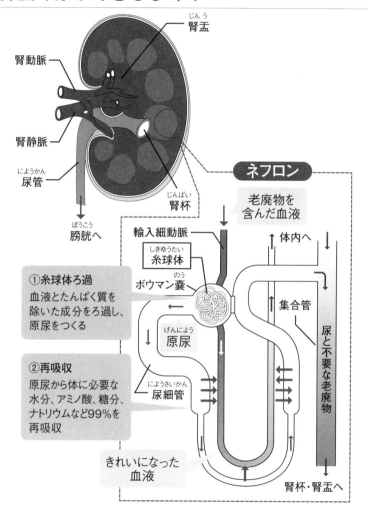

腎盂（じんう）

腎動脈

腎静脈

尿管（にょうかん）

膀胱へ（ぼうこう）

腎杯（じんぱい）

ネフロン

老廃物を含んだ血液

輸入細動脈

糸球体（しきゅうたい）

ボウマン嚢（のう）

体内へ

集合管

①糸球体ろ過
血液とたんぱく質を除いた成分をろ過し、原尿をつくる

原尿（げんにょう）

尿と不要な老廃物

②再吸収
原尿から体に必要な水分、アミノ酸、糖分、ナトリウムなど99％を再吸収

尿細管（にょうさいかん）

きれいになった血液

腎杯・腎盂へ

・1個の糸球体の大きさは直径0.1 ～ 0.2mmでようやく目に見える程度。尿細管の太さは20 ～ 30μm（1μmは1000分の1mm）で髪の毛の半分以下、長さは4～7cmほど

・できた尿は、尿管を通って膀胱に送られる

腎臓はいろいろな臓器と深く関係している

腎臓には、血液の約4分の1が流れ込んでいます。

また、腎臓はミトコンドリアが豊富な臓器でもあります。ミトコンドリアとは、エネルギーを生み出す細胞内の小器官で、1つの細胞に100から2000個程度含まれます。**ミトコンドリアが豊富なのは、腎臓がそれだけ多くのエネルギーを必要としている臓器であり、代謝が活発である**ことを意味します。

腎臓は血流が多く、代謝が活発であるため、他の重要な臓器や器官と密接なかかわりがあります。また、腎臓の状態は薬剤の使用とも関連するため、**腎臓の診断や治療では、常に全身を診る必要**があります。

近年では、腎臓と他の重要な臓器とが、互いにどのようにかかわっているかという「臓器連関」について、詳しくわかってきています。つまり、腎臓は、**心臓、肝臓、脳、肺、骨、皮膚、血管、神経、腸などとネットワークをつくっている**のです（右図参照）。

腎臓がかかわる臓器のなかでも、**近年、注目されているのが腸**です。もともと腎臓と腸は、どちらも血流とミトコンドリアが豊富で、排泄にかかわるなど共通点が多く、**一方が悪くなると他方も働きが低下し**、お互いに関連し合います。

同様に、腎臓が悪くなるきっかけが、ほかの臓器の病気であるケースも少なくありません。

腎臓と主な臓器の関係

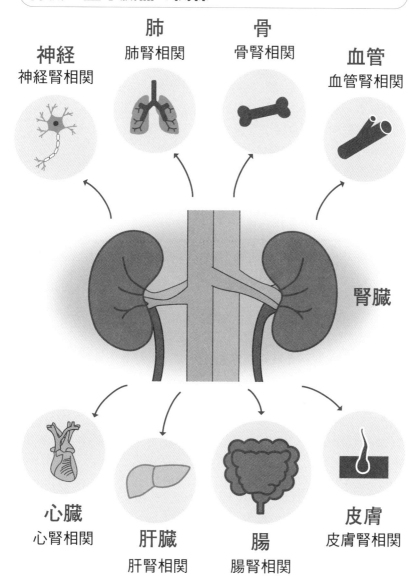

神経
神経腎相関

肺
肺腎相関

骨
骨腎相関

血管
血管腎相関

腎臓

心臓
心腎相関

肝臓
肝腎相関

腸
腸腎相関

皮膚
皮膚腎相関

腸内細菌は腎臓と深く関係している

　私たちの腸（大腸）には、100兆個、100種類以上といわれる細菌がすんでいます。腸内細菌は菌種ごとに腸壁に密集しており、それを草むらになぞらえて腸内細菌叢と呼びます。

　正常な腸内細菌叢は、

　①病原微生物や異物から私たちを守り、
　②栄養素をつくったり、吸収しやすい形にしたり

と、重要な役目を果たしています。

　食事でとった食物繊維などの難消化性複合炭水化物（消化酵素で消化されにくい炭水化物）、一部のでんぷん、ムチン（糖とたんぱく質が結合した粘性物質）などは、小腸で吸収されずに大腸に行き、腸内細菌の「エサ」になります。腸内細菌は

　③これらを食べて短鎖脂肪酸（ＳＣＦＡ）を生み出します。

　ＳＣＦＡは、腸壁の細胞のエネルギー源になって大腸の働きを活発にし、大腸での水やミネラルの吸収を助けます。また、多くの不快症状を起こしたり、病気のリスクを高めたりする有害菌の増殖を抑えます。

　ほかにも腸内細菌は、

　④ビタミンＢ群、ビタミンＫ、アミノ酸のリジンや
　　スレオニンなどを合成します。
　⑤セロトニンなどの脳神経伝達物質の産生を促し、
　　精神の安定を保つ

のにも働きます。これらの働きを右にまとめました。

腸内細菌の役割

1）腸管の構造と機能の維持

・タイトジャンクションたんぱくの維持
・腸上皮細胞におけるヒートショックプロテインの誘導
・ムチンの産生を促進
・病原性の腸内細菌の腸管への生着を防ぐ
・抗菌ペプチドを分泌
・腸管の炎症を抑制

2）免疫的な効果

・腸管免疫の成立に関与
・食物アレルギー反応を抑制させる

3）代謝的な効果

・植物の多糖類や難消化でんぷんを分解
・ＳＣＦＡの産生と吸収
・ビタミンＫやＢ群の産生
　（Ｋは止血、Ｂ12は細胞の活性などに必要）
・アミノ酸の産生
・胆汁酸、シュウ酸の吸収、排泄

※腎不全になると、タイトジャンクションの物質の生
　成が減少し、緩くなる。もれやすくなる。

　これらの働きをするのは、腸内細菌のうちの有益菌です。健康であれば、腸内細菌のバランスが保たれていますが、さまざまな要因から、**腸内細菌叢のバランスがくずれて有害菌が増えたり、腸内細菌の数自体が著しく減ったり**することがあります。

　これを「ディスバイオーシス」と呼んでいます。

　ディスバイオーシスが起こると、腸内細菌による栄養素の産生などがうまくいかなくなり、有害物質が多くつくられて**腸の炎症などが**起こってきます。腸内の有害菌によって、体内で発ガン物質のニトロソアミンに変わるアミンなども生成されます。

　ここで出てくるのが、腎臓とのかかわりです。「**慢性腎臓病（CKD）になるとディスバイオーシスが起こる**」ことの重要性が、近年、注目されているのです。

ディスバイオーシス
＝
腸内細菌の数やバランスの異常

慢性腎臓病になると
ディスバイオーシスの
起こることがある

ディスバイオーシスが起こると…

- ・栄養素の産生・吸収がうまくいかない
- ・有害物質が増えて腸の炎症が起こる
- ・発ガン物質や炎症性物質の生成

腎機能低下から
腸内環境が悪化するしくみ

　慢性腎臓病（CKD）が腸に与える、主な影響をあげましょう。

　腎機能が低下したとき体内に蓄積する有害物質を**尿毒素**と総称し、尿毒素が多量に蓄積して起こる症状を「尿毒症」といいます。

　CKDが進むと、代表的な尿毒素である**尿素**が血中に増えて消化管内に入ります。すると、腸内細菌がつくる酵素で尿素がアンモニアになります。アンモニアは腸内の pH を上昇させます。

　健康なとき、腸内は pH 5 ～ 6 の弱酸性ですが、**腸に尿素が流れ込み、アンモニアに変わると、腸内はアルカリ性に傾き、有害菌が増殖しやすくなります。こうして、ディスバイオーシスが起こり、腸の炎症が引き起こされる**のです。

　体内の代謝産物である**尿酸**や**シュウ酸塩**なども、腎機能が低下すると体が代わりに腸から排泄しようとするため、腸内に増えて、腸内環境を悪化させます。シュウ酸はミネラルやビタミンの吸収を阻害するため、それに伴う不快症状が起こることもあります。

　さらに、もともと腎臓が受け持っている水分量の調整が、腎機能低下で難しくなると、**腸の水分が過剰になり、腸細胞の浮腫（むくみ）を起こします**。このことも、腸の機能障害の一因になります。

　ほかにも、下のような点でCKDが腸に悪影響を与えます。

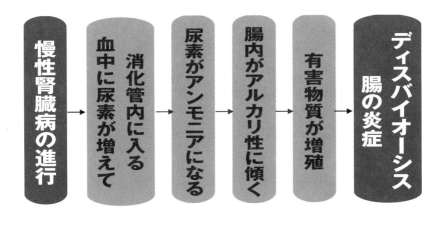

慢性腎臓病の進行 → 血中に尿素が増えて消化管内に入る → 尿素がアンモニアになる → 腸内がアルカリ性に傾く → 有害物質が増殖 → ディスバイオーシス　腸の炎症

腎不全における腸管内の変化

1）（現行の）腎不全食における食物繊維の欠乏

・カリウム制限のために、果物・野菜の摂取量が減少するため

2）腸管での食物の滞在時間の延長（便秘）

・活動性の低下、リン吸着薬、（現行の）食事制限（食物繊維の不足）、水分摂取制限、糖尿病、脳血管障害などの合併症

3）腸管内で、たんぱく質分解バクテリアが利用可能なたんぱく質の量が減少する

・体内たんぱく同化が下がり、アミノ酸利用が低下する。吸収されないたんぱく質が、そのまま腸内に残る

4）腸内細菌叢の乱れ（ディスバイオーシス）

・血液中の尿素の増加で腸管内アンモニアが増加。腸管内の pH が上昇し、腸内細菌の分布が変わる。薬剤により、腸内細菌叢の乱れが起こる

5）腸管バリア機能の低下

・腸管への血流障害、腸管細胞の増殖異常、SCFA の低下、腸管産生毒素の直接作用、腸内細菌からの刺激の低下

悪循環を招く慢性腎臓病と腸内環境が悪化するしくみ

　慢性腎臓病（ＣＫＤ）がディスバイオーシスを招く一方、逆にディスバイオーシスによってもＣＫＤが悪化します。

　尿毒素の中でも代表的な物質が、ディスバイオーシスで増える腸内の有害菌によって産生されるからです。腎機能が落ちると、ただでさえ尿毒素がたまりやすいのに加え、ディスバイオーシスを介しても尿毒素の産生が高まるわけです。

腸内の有害菌が代表的な尿毒素をつくる

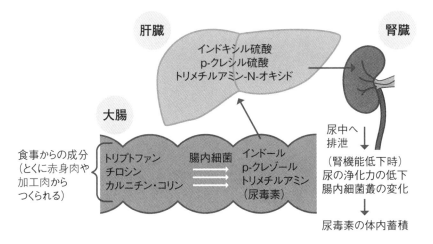

代表的な3種の尿毒素・インドキシル硫酸、パラ (p-) クレシル硫酸、トリメチルアミン-N-オキシド (TMAO) は、ディスバイオーシスで増える腸内の有害菌によって産生
→腎臓の負担を増して腎機能低下を促進

三島英換、阿部高明　腸内細菌叢が腎臓病に与える影響ー正と負の両側面からー　日腎会誌　2017;59 (4):557-561

　ディスバイオーシスは、全身に悪影響を及ぼします。なかでも重要なのは、腸の炎症によって「リーキーガット（漏れる腸）」と呼ばれる状態になることです。

　腸の粘膜には、細胞同士がしっかりと結合して、十分に分解された栄養素だけを吸収する「タイトジャンクション」と呼ばれる機能があり、異物などを通さない「ふるい」の役目をしています。
　ディスバイオーシスが起こると、腸粘膜のこの機能が炎症によって低下し、**異物を通しやすくなります**。これがリーキーガットで、**アレルギー**、**自己免疫疾患**、**感染症**などのリスクが高まります。

リーキーガット症候群とは？

腸の網目構造が壊れると、リーキーガット（漏れる腸）症候群を引き起こす

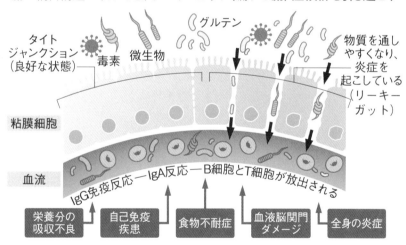

　また、腸内細菌叢は体内の免疫系を整え、維持する役目も担っています。腸の中や周囲にあって免疫のしくみを支えるリンパ組織を成長させたり、免疫細胞やそれがつくる武器である抗体を活

性化したりしています。

　体内にあるリンパ組織の７〜８割が腸とその周囲に存在するため、**免疫の７〜８割を腸が担う**ともいわれています。そのため、**ディスバイオーシスが起こると、免疫異常も起こします。**

　ほかにも腸は全身の臓器と関係していて（P48の図参照）、「全身の司令塔」といわれています。

　このように、腸は全身に強い影響を及ぼす臓器なので、腎機能の低下によるディスバイオーシスから、全身への弊害が出ることも多いのです（下の図参照）。

　また、健康な人ではわずかしか細菌が存在しない十二指腸や空腸（小腸の前半部分）に細菌が増加して、栄養素の吸収が阻害されるＳＩＢＯ（小腸内細菌異常増殖症）や、小腸の機能障害も、ディスバイオーシスを起こした慢性腎臓病の患者さんにはよくみられます。

慢性腎臓病と腸内環境は互いに悪化を促す

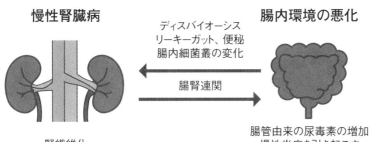

慢性腎臓病　　　　　　　　　　　　腸内環境の悪化

ディスバイオーシス
リーキーガット、便秘
腸内細菌叢の変化

腸腎連関

腎繊維化
炎症の悪化

腸管由来の尿毒素の増加
慢性炎症を引き起こす
短鎖脂肪酸の産生低下
腸管ホルモン（本来、腎保護作用あり）
グレリン・インクレチン

腸から起こる全身への悪影響

腎機能の低下 ◀┄┄┄┄┄┄┐
　　↓　　　　　　　　　　　全身の病態が
腸内環境の悪化　　　　　　悪化してさらに…
　　↓
全身に下のような弊害が出現

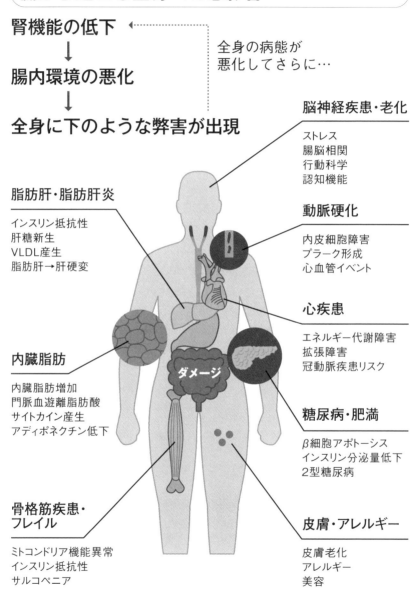

脳神経疾患・老化

ストレス
腸脳相関
行動科学
認知機能

脂肪肝・脂肪肝炎

インスリン抵抗性
肝糖新生
VLDL産生
脂肪肝→肝硬変

動脈硬化

内皮細胞障害
プラーク形成
心血管イベント

心疾患

エネルギー代謝障害
拡張障害
冠動脈疾患リスク

内臓脂肪

内臓脂肪増加
門脈血遊離脂肪酸
サイトカイン産生
アディポネクチン低下

ダメージ

糖尿病・肥満

β細胞アポトーシス
インスリン分泌量低下
2型糖尿病

**骨格筋疾患・
フレイル**

ミトコンドリア機能異常
インスリン抵抗性
サルコペニア

皮膚・アレルギー

皮膚老化
アレルギー
美容

腎臓はこんな臓器・器官ともかかわる

腸以外にも、腎臓は多くの重要な臓器や器官と密接なかかわりがあります。主な臓器・器官と腎臓との関係をあげてみましょう（P39の図も参照）。

●心臓と腎臓の関係（心腎相関）

前述のように、腎臓は、いくつかのしくみで血圧を調整しているので、心臓とは深いかかわりがあります。

また、腎臓は水分量も調整しています。体の水分量は血圧の変化に直結するので、その意味でも心血管系と関係します。腎臓での体液量調節は、心臓が自分自身を保護するために出す「ナトリウム利尿ペプチド」という物質の分泌にも関係しています。

●血管と腎臓の関係（血管腎相関）

腎機能が低下して体内に増える尿毒素の中には、血管毒性を持つものが多くあります。そのため、血液中に尿毒素が増えると、血管の内皮細胞を傷めて、動脈硬化を進めてしまいます。血圧や心臓とのかかわりも含めて、腎臓と血管は大きく関係しています。

●皮膚と腎臓の関係（皮膚腎相関）

先にもふれましたが、ビタミンDは食事でとるほかに、日光を浴びると皮膚でつくられます。最終的に**腎臓で活性化されたビタミンDが体内で使われる**ので、その点で皮膚と腎臓には関係があります。

最近の研究では、皮膚は血圧調整に深くかかわるともいわれています。通常、私たちは1日に尿から1ℓ程度の水分を排泄していますが、実は皮膚からも不感蒸泄（自覚しないで蒸発する水分）で同じくらいの水分を排泄しています。

老化とともに皮膚が乾燥してバリア機能が低下し、不感蒸泄で

失う水分が増えるため、その対策として体が血管を収縮させ、血圧が上昇するという説があるのです（したがって、皮膚の保湿などを心がけることが、血圧改善に役立つ可能性があります）。

●骨と腎臓の関係（骨腎相関）

　腎臓で活性化されるビタミンＤは骨を強くするため、その意味で腎臓と骨はかかわっていますが、関係はそれだけではありません。骨の中心部では赤血球がつくられており、腎臓ではそれを促すエリスロポエチンというホルモンを分泌しています。最近では、前述した「慢性腎臓病（ＣＫＤ）に伴うミネラル骨代謝異常（ＣＫＤ－ＭＢＤ）」も注目されています（P95 ～ 100 も参照）。

●肝臓と腎臓の関係（肝腎相関）

　肝臓の病気から腎障害を起こすこともあるほど、腎臓と肝臓は深く関係しています。肝機能が低下すると、血液循環が悪化して腎臓への血流が減りますし、肝臓で行っている解毒作用を腎臓で代わりに行う必要が出てくるからです。また、薬剤や多くの有害物質の代謝、解毒と排泄は、肝臓と腎臓が協力して行っています。

●肺と腎臓の関係（肺腎相関）

　肺と腎臓は、構造的に似ています。どちらも左右一対で、内部に豊富に存在する毛細血管が重要な働きをしています。両方の毛細血管が破綻することにより、肺の中での出血と、腎臓から尿中への出血が、持続的に起こる「肺腎症候群」という病気もあります。

　また、体の酸性・アルカリ性のバランスの維持は、尿からの排泄と呼吸での調整によって行われており、その意味でも腎臓と肺は協力し合って働いています。

●神経と腎臓の関係（神経腎相関）

　腎臓は自律神経とも深い関係があります。腎臓では、自律神経を介して**免疫を調整**したり、**水分の調整**のために口の渇きを感じる指令を送ったり、**利尿作用の調整**を行ったりしているからです。

「腎臓が悪い」には
３つの意味がある

　検査などで「腎臓が悪い」といわれた場合、主に３つの意味があります。本書では、とくに以下の①と②についてと、腎臓の働きの悪化を防ぐためのお話をしたいと思います。

①尿異常がある

・**血尿**＝尿に血液が混じるもの。目で見てわかる血尿と、目ではわからないが、検査で血液成分が検出される潜血尿がある。

・**たんぱく尿**＝尿にたんぱく質が混じるもの。本来、たんぱく質は尿からは排泄されない。腎臓病の代表的な症状の１つで、腎臓でのろ過機能が正常に働かず、必要なたんぱく質が尿に出ていることを意味する。

②腎臓の働きが低下している

　血液中の尿素窒素、クレアチニン、クレアチニン・クリアランス、ｅＧＦＲ、Ｃペプチドなど、腎臓の機能を示す検査値のうちの１つ、もしくは複数が異常値を示している場合。以前はクレアチニンが主に使われていたが、腎機能が半分以下になっても異常を示さないため発見が遅れやすい。そのため、とくに最近はｅＧＦＲが腎機能の指標として広く用いられている。

③腎臓の形状に異常がある

　先天的な奇形や、腎臓の中に液体のたまった袋状のものができる病気（腎嚢胞）、ガンなどの腫瘍、腎臓内にできた結石、腎臓の血管の異常から起こる萎縮や梗塞（血管がつまって組織が死ぬこと）、けがや事故による腎臓の損傷、腎移植後の異常などの場合。

慢性腎臓病を招く主な病気

　慢性腎臓病（ＣＫＤ）は、慢性的に腎臓に障害のある状態の総称です。もとになる病気（基礎疾患）としてとくに多い、糖尿病性腎症、ＩｇＡ腎症などの慢性腎炎、腎硬化症について説明します。

　原因としては、以前はＩｇＡ腎症が最も多く、ＣＫＤは若い人の病気でした。しかし、ＩｇＡ腎症は治療法の改善などで減少傾向にあります。一方、糖尿病性腎症や腎硬化症は増加傾向にあり、高齢者の患者が増加してきました。そのため、食事療法の大きな見直しが必要となったといえます。

1）糖尿病性腎症

　糖尿病の血糖コントロールが良好でない状態が長年続くと、「糖尿病性腎症」を起こします。糖尿病の合併症として、腎臓内の毛細血管に障害が起こり、腎機能が低下する病気です。

　糖尿病患者の約３割が腎症を合併しています。また、糖尿病性腎症は、**透析導入の原因疾患の４割程度**を占めます。糖尿病の増加を背景に、糖尿病性腎症も増加する傾向にあります。

　ただし、血糖値が高いだけで腎臓が悪くなるわけではありません。糖尿病性腎症の患者は「動脈硬化も進みやすい」「感染性にかかりやすい」「薬を多く使っている」などの要因があり、腎硬化症が合併していたり、糸球体腎炎が隠れていたりすることも多いのです。腸に炎症があって腸内環境が悪化しているケースも多く、腸管内の細菌が腸壁のバリアを通過して体内に移行する「バクテリアルトランスロケーション」などの影響も考えられます。

2）腎硬化症

　次に多いのが、高血圧や脂質異常症、加齢などから起こる腎硬化症という腎臓病で、ＣＫＤの17〜18％程度を占めます。高血圧などから、腎臓の毛細血管が硬くなって腎機能が低下する病気です。高血圧や脂質異常症を、食事療法、運動療法、薬剤療法などで改善させることが治療になります。

3）ＩｇＡ腎症などの慢性腎炎

３番目に多いのが、ＩｇＡ腎症などの慢性腎炎（慢性糸球体腎炎）で、ＣＫＤの15％程度を占めます。多くは、学校での健診や、肉眼でわかる血尿によって見つかります。

　血尿だけの場合は、まだ腎臓の働きは正常で、炎症を起こしているだけです。ですから、炎症を改善できれば末期の腎不全にはなりにくく、回復する例も多くみられます。この病気の改善率は、近年、めざましく高まっています。

　理由は、扁桃摘出術、ステロイドパルス療法、ＥＡＴ（上咽頭塩化亜鉛擦過療法）などの治療法で、悪化を防げるようになったからです（詳しくは第４章）。

４）その他の病気

　ＣＫＤのそのほかの原因は、膠原病などの全身疾患、薬剤性の腎障害、ウイルスや細菌の感染症後に起こる腎障害、ネフローゼ症候群（尿から大量のたんぱく質が漏れ出る病気）、片腎（一方の腎臓を失った状態）、脱水など、さまざまなものがあります。原因不明のものも13.8％となっています。近年は、過去に一度でも急性腎障害を起こした人（以前は、治ったら問題ないといわれていた）も、ＣＫＤのリスクありになります。

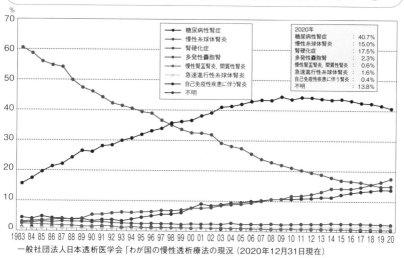

糖尿病性腎症は増え、慢性腎炎は減っている

一般社団法人日本透析医学会「わが国の慢性透析療法の現況（2020年12月31日現在）

53

腎障害の原因となる病気や異常

1）全身性疾患

糖尿病、高血圧、痛風腎、骨髄腫、クリオグロブリン、アミロイド、IgG4 関連疾患、膠原病（全身性エリテマトーデス、結節性多発性動脈炎、顕微鏡的多発性血管炎、強皮症、シェーグレン症候群）、電解質異常（高カルシウム血症、低カリウム血症など）

2）糸球体腎炎

IgA 腎症、急速進行性、膜性増殖性、急性糸球体腎炎など

3）尿細管機能障害

ファンコニ症候群、バーター症候群、リドル症候群、尿崩症、シスチン尿症、ギッテルマン症候群、偽性バーター症候群、尿細管性アシドーシス、腎性糖尿、尿細管・間質性肺炎など

4）感染症

溶連菌感染症、慢性膀胱炎・腎盂腎炎、C 型・B 型肝炎・パピローマ・HIV などのウイルス性など

5）循環障害

腎血管性高血圧、腎梗塞、妊娠に関連した合併症や播種性血管内凝固、アルコール中毒などによる脱水など

6）薬剤性　鎮痛解熱剤、抗がん剤、放射線造影剤、抗菌薬、リチウム製剤

7）腎後性の問題

腎結石、尿管結石や膀胱などの腫瘍等による水腎症、膀胱逆流や神経因性膀胱など

8）ネフローゼ症候群

原発性（微小変化群、膜性腎症、巣状糸球体硬化症、膜性増殖性腎症）、続発性（上記の全身性に加え、肝硬変、紫斑病性腎症、悪性腫瘍、感染症、妊娠中毒症、心不全、過敏性反応など）

9）金属性　カドミウム、鉛、水銀、金、ウラン、ヒ素、銅、ビスマスなど

10）放射線

11）遺伝性腎炎　アルポート症候群など

12）腎の形態異常　遊走腎、嚢胞腎、腎腫瘍、発育不全腎など

腎臓が悪くなる3大要因

　このように、慢性腎臓病（CKD）の基礎疾患にはさまざまなものがあります。しかし、基礎疾患が何であれ、共通している要因があります。それは、以下の3つです。

①腎臓に炎症がある
②腎臓が酸素不足になる（血流に何らかの問題がある）
③腎臓に負担をかけすぎている（圧力や水分量、薬や有害物質が過剰）

　基礎疾患や生活上のさまざまな問題が、この3つの要因を引き起こしているのです。そして、腎機能の検査結果が同じ程度でも、基礎疾患によって、末期腎不全に至る早さや透析が始まってからの死亡率、腎移植をしたときの移植の定着率、心不全などの合併症の発症率などが異なります。

　原因が糖尿病の場合には、ぐんと死亡率や心不全の合併率、心筋梗塞の発症率、がんなどの合併症の発症率が増えるとされています。また、個人差も大きく、生まれ持った腎臓の大きさやネフロンの数には違いがあることがわかってきています。

　基礎疾患による違いや、もともと持っているネフロン数など、個人個人の条件は異なりますが、「炎症、酸素不足、負担」という3大悪化要因が腎機能を低下させるという大原則を知っておき、これらをできるだけ排除や改善していくことが、腎臓を守ることにつながります。

　つまり、
①腎臓の炎症を防ぐ・抑える
②腎臓の血流をよくする
③腎臓の負担を減らす（不必要な薬や有害物質を避ける）
　という3点が、腎臓の治療やケアのポイントになります。

慢性腎臓病になると健康寿命が短くなる

障害・病気を抱える期間

失われる寿命

50歳男性がCKDになると健康寿命は…

CKD（1〜3期）…… 4.7歳短縮

糖尿病 …………… 8.6歳短縮

糖尿病＋CKD …… 11.5歳短縮

・平均寿命に、障害の程度や期間を加味して調整した生存年数を見ると、たとえば50歳の男性がCKDになった場合、健康寿命は4.7歳短縮する

・糖尿病にCKDが加わった場合は11.5歳の短縮となる。基礎疾患が糖尿病の場合は、とくに注意して血糖値コントロールも心がけることが大切

Kidney international,2017,Available online 1 June 2017より改変

腎臓の余力は
「ネフロン数」で決まる

　基本的な働きの解説で述べたように、腎臓にはネフロンという微小なろ過装置がびっしりと詰まっています（P37 参照）。ネフロンは、腎臓の「機能単位」、「最小単位」と呼ばれることがあります。「単位」と呼ぶのは、**ネフロンの数＝腎機能の高さ**といえるからです。

　ネフロンは、生涯を通じて加齢とともに少しずつ減っていきます。一度減ったら戻りません。といっても、腎臓はたいへん重要な臓器なので、かなりの余力があります。先にふれたとおり、腎臓の片方を失っても、残った腎臓の機能が正常なら、通常は問題なく生活できます。**腎臓をいたわる生活をすれば、生涯、透析療法などをせずに暮らすことも可能**です。それほど、腎臓の余力は多く設定されているのです。

　1つの腎臓にあるネフロン数は、平均で約 100 万個とされます。これが減っていく原因は、加齢、炎症、薬剤、血流の低下、そのほかの負荷などがあります。

　その数が減っても、最初のうちは問題ありませんが、加齢に多くの要因が加わったり、腎臓への大きな負担が続いたりすると腎機能が落ち、それが一定以下になると慢性腎臓病（ＣＫＤ）と診断されます。

　ＣＫＤにもさまざまな段階があり、徐々に進んでいきますが、その速度は食事や生活でかなり変わります。どんな段階の人でも、ネフロンが減っていく原因を、できる限り避けたり、軽減したりして、腎臓を長持ちさせることが大切です。

ネフロンの数には
人種や出生体重も影響する

　もともとのネフロンの数には、大きな個人差があります。ある論文によれば、約25万個から200万個までともいわれています。
　近年の研究で、**人種や国による違いも大きい**とわかってきました。違う調査ですが、日本人は70〜80万個程度と報告されています。人種のほか、性別（女性のほうが少ない）、体格（小さい人ほど少ない）、出生体重（低体重ほど少ない）などが影響します。

人種・国によるネフロン数の違い

推定ネフロン数（タイトル）

人種	検体数	平均	範囲
デンマーク人	37	61万	33万〜142万
ドイツ人	20	107万	53万〜195万
アフリカ系アメリカ人	105	88万	21万〜202万
白人系アメリカ人	84	84万	22万〜166万
オーストラリア人	24	86万	38万〜149万
アボリジニ（オーストラリアの先住民）	19	71万	36万〜113万
セネガル人	47	99万	53万〜176万

Curr Opin Nephrol Hypertensより改変

　ことに、出生時体重との関連は、最近、重要視されています。
　ＤＯＨａＤ（Developmental Origins of Health and Disease ＝将来の健康や特定の病気へのかかりやすさは胎児期や生後早期の環境の影響を強く受けて決定される）という考え方があり、胎内環境の重要性を改めて見直す必要があるといわれ始めています。
　胎児期や、生後まもないときの感染や低栄養、薬物の使用、傷などが、その人の健康や病気に大きく影響するということです。
　さらに、詳細に調査する過程で、**出生時の体重が少ないときや**

早産の場合、腎臓のネフロンの数が少ないとわかりました。そして、ネフロンの数が少ない人ほど、将来、慢性腎不全を起こしたり、透析療法に至ったりする割合が高くなっています。つまり、生まれたときに**低出生体重や早産だと、将来、腎臓病になるリスクが高い**とわかったのです。日本では一時期、妊婦に体重制限を促し、小さく産むことを推奨する傾向がありました。慢性腎臓病（ＣＫＤ）の増加には、これも影響しているかもしれません。

　最近、厚生労働省では妊娠期間中の体重増加の目安を上げました。これは妊娠中の体重増加より、**妊娠中の低栄養のほうが低出生体重児を増やすなどの問題につながる**とわかったためです。腎臓のためを考えても、今後「妊娠中の栄養はしっかりとる」「出生時体重は 3000 g 以上が目安」などの指導が必要になるでしょう。一方、自分が低出生体重児や早産で産まれたこと、性別や基本的な体格は変えようがありませんが、その分、腎臓をいたわる食事や生活を心がけることで、腎臓を長持ちさせられます。

日本の出生時体重の推移

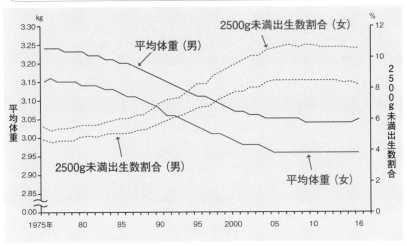

厚生労働省HPより一部改変

**男女ともに、約40年の間に、出生時体重は200g減少
2500g未満の出生数割合が増加し、全体の10%を占める**

腎機能低下で起こる
10 の症状

　　腎機能が低下すると起こる代表的な症状は、下記のとおりです。

①尿を濃くする力がなくなるため、多尿になる。夜間尿や尿の回
　数が増える（本当の末期や急激な悪化時は尿量が減る）
②血圧が上がる
③貧血になる
④骨がもろくなる（骨粗鬆症）
⑤疲労や脱力感などが出やすく疲れやすい
⑥筋肉などが落ちてやせてくる（むくみが出ると、体重自体は増
　加する）
⑦体がむくむ（とくに夕方は足が、朝は顔や手足がむくむが、進
　行すると全身のむくみが出る）
⑧食欲不振、吐き気などの消化器症状
⑨イライラ、精神錯乱などの精神症状（進行すると意識障害が出
　ることもある）
⑩体臭や口臭。顔色が悪くなり、肌の色が黒くなる

　　ただし、このような自覚症状が出てくるのは、末期の状態になっ
てからです。腎臓は、「沈黙の臓器」と呼ばれることでもわかる
ように、かなり進行するまでこれといった自覚症状は現れません。
「腎臓の働きが少し悪くなっていますよ」といわれた段階で、上
記のような症状が出ていることはほとんどないのです。腎臓の働
きがかなり悪くなった段階、もう透析寸前という状態で、初めて
症状を自覚することも少なくありません。
　　ですから、「これといった症状もないから大丈夫だろう」と思
うのはたいへん危険です。日常的に、腎臓への負担が大きくなら
ない食事や生活を心がける一方で、定期的な血液検査や尿検査を
受けて、腎機能をチェックすることが大切です。

腎臓の検査値の種類と
意味を知っておこう

　腎臓の働きが低下しているといわれたとき、どの程度かによって、ケアのやり方や食事療法は変わってきます。まずは、自分の腎臓の働きがどの程度なのかを知る必要があります。

　今までの健康診断などで調べた血液検査や尿検査の結果がある方は、それを探し出して見てみましょう。複数回の結果が手元にあれば、時系列でメモや記録をつけてみると、その間の推移がわかり、腎機能の変化を知る参考になります（P66〜67参照）。

　腎機能に関係がある主な検査値は、血液検査でわかる「クレアチニン」「ｅＧＦＲ」「尿素窒素」、尿検査の「たんぱく」「潜血」などです。それぞれの意味や基準値をあげてみましょう。

●尿潜血

　尿中に血液が混じっているかどうかを診るもので、陰性（正常）は「－」、偽陽性（陽性の疑いあり）は「±」、陽性は「＋」（出血あり）と記されます。

　陽性でも、潜血尿だけでほかに異常がなければ、心配ない場合もあります。とくに女性は尿道が短くて傷ができやすく、高齢になると乾燥して、より傷ができやすくなります。

　そのほか、月経の始まりや終わって間がないなど、腎臓自体の問題ではなく、腎臓よりも後ろの問題（腎盂、尿管、膀胱、尿道）で血液が混じっていることがあります。何度かチェックして、ほかに問題がなければ、腎臓を心配する必要はありません。

　腎臓からの出血が疑われるケースで、それが続く場合は注意して、ほかの検査値も見ていきましょう。

●尿たんぱく

　尿中に、たんぱく質が出ていないかを調べる検査で、陰性（正常）は「－」、偽陽性（陽性の疑いあり）は「±」、陽性は「＋」（尿

たんぱくあり）と記されます。±はほぼ正常の場合が多いのですが、経過観察が必要です。陽性の場合、含まれるたんぱく質が多いほど、＋の数が「＋＋（2＋）」「＋＋＋（3＋）」などと増えます。

　実際に、1日の尿たんぱくの量を教えてくれることもあります。尿たんぱく量の健康な範囲は、100mg／日未満です。150mg／日以上（アルブミン30mg／日以上）は異常です。このように、数値で管理できます。

　腎臓では、本来、たんぱく質は尿に排泄せず血液に残しますが、腎臓に問題があると尿中に出ることがあります。「1回でもたんぱく尿が出れば必ず腎臓に問題がある」とまではいえませんが、続くようなら、将来、腎臓に影響が出る可能性が高くなります。

　尿検査で腎臓からくる血尿、またはたんぱく尿を指摘された人、とくに、生まれたときの体重が少ない人、一度でも腎臓が悪くなったことがある人、家族に腎臓が悪い人がいる場合などは、現在の腎臓の働きが正常でも、腎臓を守るための食事や生活を少しずつでも心がけることをおすすめします。

●尿素窒素

　尿素窒素は、たんぱく質の代謝で生じる老廃物の1つです。本来は腎臓でろ過されて尿中に排泄されますが、腎機能が低下すると、うまく排泄されずに血中に残る量が増えてきます。

　一般に、検査値が25mg／dℓ以上の場合は、腎機能の異常を示し、80mg／dℓ以上は尿毒症が疑われます。ただし、消化管からの出血、心不全、ステロイド薬の使用など、ほかの要因でも数値が上がることがあります。

●クレアチニン

　クレアチニンは、筋肉を動かすためのエネルギーを使ったあとに出る老廃物で、本来は尿に排泄されますが、腎機能が落ちると血液中に残るようになります。

　男性で0.65～1.09mg／dℓ、女性で0.46～0.82mg／dℓが基準値とされます。

ただし、クレアチニンは体の筋肉量を反映するので、筋肉モリモリの男性などは、腎機能に問題がなくても基準値を超えることがあります。一方、やせていて筋肉の少ない高齢の女性などでは、クレアチニンが基準値以内であっても、腎臓の働きが半分以下になっている場合もあるので要注意です。

●クレアチニン・クリアランス

　腎臓の糸球体がクレアチニンを１分間に何mlろ過しているかを示すもので、基準値は男性で90 〜 120ml ／分、女性で80 〜 110ml ／分です。

　腎機能を正確に把握でき、とくに初期の腎機能の悪化をとらえるのに有効とされています。ほとんどの健診ではｅＧＦＲが用いられていますが、体重を加味するクレアチニン・クリアランスを参考にするほうが、初期の段階はおすすめです。

　計算式がありますが、インターネットが使えるかたなら、性別・年齢・体重・クレアチニン値を打ち込めばクレアチニン・クリアランスが出る計算ツールが便利です。

●ｅＧＦＲ

　ＧＦＲ（糸球体ろ過量）は、糸球体でろ過される血液量を示す腎機能の指標です。通常はｅＧＦＲ（推定糸球体ろ過量）が用いられます（単位は「ml ／分／ 1 ・73㎡」）。

　多くの場合、健診結果にはｅＧＦＲが出ています。ｅＧＦＲは、同じ数値でも性別・年齢によってステージが変わるため、健診結果には、あなたの場合の正常値とともに記されているので、それと比較してみましょう。

　ｅＧＦＲは、計算式がありますが、実際には「健診結果を見る」「早見表（P68 〜 71）を使う」「インターネット上の計算ツールを使う」などでわかります。

　ｅＧＦＲは簡単に腎機能を評価できる一方、極端なやせや肥満、極端に筋肉量が多い人や少ない人は、正確な評価にならない場合があります。

自分の腎機能レベルを示す
ステージを把握しておく

　慢性腎臓病（ＣＫＤ）の診断は、前項の検査値のうちの尿たんぱくやｅＧＦＲなどを用いて行われます。

①たんぱく尿や血尿、画像診断などの結果から、腎障害があると
　判断される
②腎機能が低下している（ＧＦＲが60未満）
＊①②のいずれか、もしくは両方が3ヵ月以上続く場合

　右の表のように、重症度としてはＧ１〜Ｇ５のステージ分類がされています。

　なお、糖尿病や高血圧などを併発している場合、ＧＦＲ（ｅＧＦＲ）にたんぱく尿のレベルなども考え合わせたリスク分類もされています。自分のｅＧＦＲがわからないときは、クレアチニンの数値から予測できます。P68〜71の表をご参照ください。

　腎機能の悪化の仕方は直線的ではありません。進行して残存機能が少なくなるほど、残ったネフロンへの負担が増え、悪化のスピードが速くなります（P66Ⓐ参照）。それを踏まえて、自分の腎機能のレベルを常に把握しておきましょう。
　それに応じて、進行するほど、食事や生活により気をつけていくことが大切です。そのためにも、先ほどもふれましたが、時系列で数値をチェックすることが役立ちます。P66〜67のⒷⒸⒹを参考に、自分のやりやすいようにやってみてください。ノートに簡単に記すだけでもけっこうです。最近では、スマートフォンで管理するのもいいでしょう。
　次章では、腎臓を守るための要ともいえる、食事のポイントについてお話しします。

慢性腎臓病の重症度

原疾患	尿たんぱく区分		A1	A2	A3
糖尿病	尿アルブミン定量 (mg／日)		正常	微量 アルブミン尿	顕性 アルブミン尿
	尿アルブミン/Cr 比 (mg／gCr)		30 未満	30～299	300 以上
高血圧 腎炎 多発性嚢胞腎 移植腎 不明 その他	尿たんぱく定量 (mg／日)		正常	軽度 たんぱく尿	高度 たんぱく尿
	尿たんぱく/Cr 比 (mg／gCr)		0.15 未満	0.15～0.49	0.50 以上
GFR区分（mℓ／分／1・73㎡）	G1	正常または 高値	>90		
	G2	正常または 軽度低下	60～89		
	G3a	軽度～ 中等度低下	45～59		
	G3b	中等度～ 高度低下	30～44		
	G4	高度低下	15～29		
	G5	末期腎不全 (ESKD)	<15		

重症度のステージは、GFR 区分とたんぱく尿区分を合わせて評価する

重症度は原疾患・GFR 区分・たんぱく尿区分を合わせたステージ中で評価する

CKD の重症度は死亡、末期腎不全、心血管死亡発症のリスクについて、[　]　[　]　[　]　[　]　と、色の濃さで表現（色が濃くなる＝リスクが上昇する）

※たとえば、糖尿病の人が GFR46 でアルブミン尿 160 なら、G3a の A2 となり、中等度とわかる

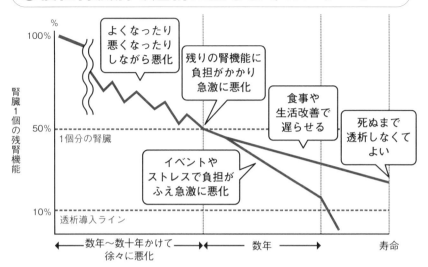

Ⓐ慢性腎臓病で透析に至るまでのパターン

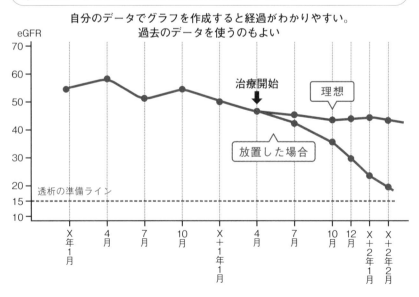

Ⓑ自分で腎機能の経過を見ておく（eGFRで）

ⓒ自分で腎機能の経過を見ておく（１／クレアチニンで）

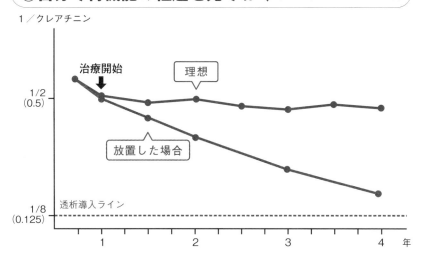

1／クレアチニン

治療開始

理想

1/2
(0.5)

放置した場合

1/8
(0.125)　透析導入ライン

1　　　　　2　　　　　3　　　　　4　年

Ⓓ自分で腎機能の経過を見ておく（クレアチニンで）

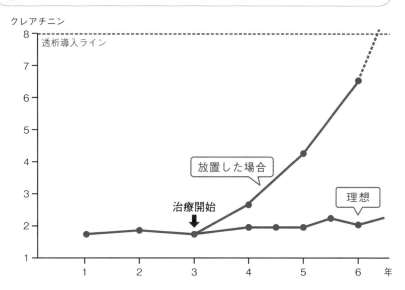

クレアチニン

8　透析導入ライン

7

6

5

4　　　　　　　　　放置した場合

3　　　　　　　　　　　　　　　　　　　理想

治療開始

2

1

1　　　2　　　3　　　4　　　5　　　6　年

血清クレアチニン（Cr）に基づく eGFR

血清 Cr (mg /dℓ)	20	25	30	35	40	45	50
0.60	143.6	134.7	127.8	122.3	117.7	113.8	110.4
0.70	121.3	113.8	108.0	103.3	99.4	96.1	93.3
0.80	104.8	98.3	93.3	89.3	85.9	83.1	80.6
0.90	92.1	86.4	82.0	78.5	75.5	73.0	70.8
1.00	82.1	77.0	73.1	69.9	67.3	65.1	63.1
1.10	74.0	69.4	65.9	63.0	60.6	58.6	56.9
1.20	67.3	63.1	59.9	57.3	55.1	53.3	51.7
1.30	61.6	57.8	54.9	52.5	50.5	48.8	47.4
1.40	56.8	53.3	50.6	48.4	46.6	45.0	43.7
1.50	52.7	49.4	46.9	44.9	43.2	41.8	40.5
1.60	49.1	46.1	43.7	41.8	40.2	38.9	37.7
1.70	46.0	43.1	40.9	39.1	37.7	36.4	35.3
1.80	43.2	40.5	38.4	36.8	35.4	34.2	33.2
1.90	40.7	38.2	36.2	34.6	33.3	32.2	31.3
2.00	38.5	36.1	34.2	32.8	31.5	30.5	29.6
2.10	36.5	34.2	32.5	31.1	29.9	28.9	28.0
2.20	34.7	32.5	30.9	29.5	28.4	27.5	26.6
2.30	33.0	31.0	29.4	28.1	27.1	26.2	25.4
2.40	31.5	29.6	28.0	26.8	25.8	25.0	24.2
2.50	30.1	28.3	26.8	25.7	24.7	23.9	23.2
2.60	28.9	27.1	25.7	24.6	23.7	22.9	22.2
2.70	27.7	26.0	24.7	23.6	22.7	21.9	21.3
2.80	26.6	25.0	23.7	22.7	21.8	21.1	20.5
2.90	25.6	24.0	22.8	21.8	21.0	20.3	19.7
3.00	24.7	23.2	22.0	21.0	20.2	19.6	19.0
3.10	23.8	22.3	21.2	20.3	19.5	18.9	18.3
3.20	23.0	21.6	20.5	19.6	18.9	18.2	17.7
3.30	22.2	20.9	19.8	18.9	18.2	17.6	17.1
3.40	21.5	20.2	19.2	18.3	17.6	17.1	16.5
3.50	20.9	19.6	18.6	17.8	17.1	16.5	16.0
3.60	20.2	19.0	18.0	17.2	16.6	16.0	15.5
3.70	19.6	18.4	17.5	16.7	16.1	15.5	15.1
3.80	19.1	17.9	17.0	16.2	15.6	15.1	14.7
3.90	18.5	17.4	16.5	15.8	15.2	14.7	14.2
4.00	18.0	16.9	16.0	15.3	14.8	14.3	13.9

推算式早見表（mℓ/分/1.73㎡）・男性

55	60	65	70	75	80	85	
107.4	104.8	102.4	100.2	98.3	96.5	94.8	1～2
90.7	88.5	86.5	84.7	83.0	81.5	80.1	
78.4	76.5	74.7	73.2	71.7	70.4	69.2	
68.9	67.2	65.7	64.3	63.1	61.9	60.8	
61.4	59.9	58.5	57.3	56.2	55.2	54.2	3a
55.3	54.0	52.7	51.6	50.6	49.7	48.8	
50.3	49.1	48.0	46.9	46.0	45.2	44.4	3b
46.1	45.0	43.9	43.0	42.2	41.4	40.7	
42.5	41.5	40.5	39.7	38.9	38.2	37.5	
39.4	38.4	37.6	36.8	36.1	35.4	34.8	
36.7	35.8	35.0	34.3	33.6	33.0	32.4	
34.4	33.5	32.8	32.1	31.4	30.9	30.3	
32.3	31.5	30.8	30.1	29.5	29.0	28.5	4
30.4	29.7	29.0	28.4	27.8	27.3	26.9	
28.8	28.1	27.4	26.8	26.3	25.8	25.4	
27.3	26.6	26.0	25.5	25.0	24.5	24.1	
25.9	25.3	24.7	24.2	23.7	23.3	22.9	
24.7	24.1	23.5	23.0	22.6	22.2	21.8	
23.6	23.0	22.5	22.0	21.6	21.2	20.8	
22.5	22.0	21.5	21.0	20.6	20.2	19.9	
21.6	21.1	20.6	20.2	19.8	19.4	19.1	
20.7	20.2	19.8	19.3	19.0	18.6	18.3	
19.9	19.4	19.0	18.6	18.2	17.9	17.6	
19.2	18.7	18.3	17.9	17.5	17.2	16.9	
18.5	18.0	17.6	17.2	16.9	16.6	16.3	
17.8	17.4	17.0	16.6	16.3	16.0	15.7	
17.2	16.8	16.4	16.1	15.7	15.5	15.2	
16.6	16.2	15.9	15.5	15.2	14.9	14.7	
16.1	15.7	15.3	15.0	14.7	14.5	14.2	
15.6	15.2	14.9	14.6	14.3	14.0	13.8	
15.1	14.8	14.4	14.1	13.8	13.6	13.3	5
14.7	14.3	14.0	13.7	13.4	13.2	13.0	
14.3	13.9	13.6	13.3	13.0	12.8	12.6	
13.9	13.5	13.2	12.9	12.7	12.4	12.2	
13.5	13.1	12.8	12.6	12.3	12.1	11.9	

※日本腎臓学会「eGFR 男女・年齢別早見表」より作成。数値は目安。確定診断は専門医を受診してください

血清クレアチニン（Cr）に基づく eGFR

血清 Cr (mg /dℓ)	20	25	30	35	40	45	50
0.60	106.1	99.5	94.5	90.4	87.0	84.1	81.6
0.70	89.6	84.1	79.8	76.3	73.5	71.0	68.9
0.80	77.5	72.7	68.9	66.0	63.5	61.4	59.5
0.90	68.1	63.9	60.6	58.0	55.8	54.0	52.3
1.00	60.7	56.9	54.0	51.7	49.7	48.1	46.6
1.10	54.7	51.3	48.7	46.6	44.8	43.3	42.0
1.20	49.7	46.6	44.2	42.3	40.7	39.4	38.2
1.30	45.5	42.7	40.5	38.8	37.3	36.1	35.0
1.40	42.0	39.4	37.4	35.8	34.4	33.3	32.3
1.50	38.9	36.5	34.7	33.2	31.9	30.9	29.9
1.60	36.3	34.0	32.3	30.9	29.7	28.8	27.9
1.70	34.0	31.9	30.2	28.9	27.8	26.9	26.1
1.80	31.9	29.9	28.4	27.2	26.1	25.3	24.5
1.90	30.1	28.2	26.8	25.6	24.6	23.8	23.1
2.00	28.4	26.7	25.3	24.2	23.3	22.5	21.9
2.10	26.9	25.3	24.0	23.0	22.1	21.4	20.7
2.20	25.6	24.0	22.8	21.8	21.0	20.3	19.7
2.30	24.4	22.9	21.7	20.8	20.0	19.3	18.8
2.40	23.3	21.8	20.7	19.8	19.1	18.5	17.9
2.50	22.3	20.9	19.8	19.0	18.3	17.6	17.1
2.60	21.3	20.0	19.0	18.2	17.5	16.9	16.4
2.70	20.5	19.2	18.2	17.4	16.8	16.2	15.7
2.80	19.7	18.5	17.5	16.8	16.1	15.6	15.1
2.90	18.9	17.8	16.9	16.1	15.5	15.0	14.6
3.00	18.2	17.1	16.2	15.5	15.0	14.5	14.0
3.10	17.6	16.5	15.7	15.0	14.4	13.9	13.5
3.20	17.0	15.9	15.1	14.5	13.9	13.5	13.1
3.30	16.4	15.4	14.6	14.0	13.5	13.0	12.6
3.40	15.9	14.9	14.2	13.5	13.0	12.6	12.2
3.50	15.4	14.5	13.7	13.1	12.6	12.2	11.8
3.60	14.9	14.0	13.3	12.7	12.2	11.8	11.5
3.70	14.5	13.6	12.9	12.4	11.9	11.5	11.1
3.80	14.1	13.2	12.5	12.0	11.5	11.2	10.8
3.90	13.7	12.8	12.2	11.7	11.2	10.8	10.5
4.00	13.3	12.5	11.9	11.3	10.9	10.6	10.2

推算式早見表（ml／分／1.73㎡）・女性

55	60	65	70	75	80	85	
79.4	77.4	75.7	74.1	72.6	71.3	70.0	1〜2
67.1	65.4	63.9	62.6	61.3	60.2	59.2	
57.9	56.5	55.2	54.1	53.0	52.0	51.1	3a
50.9	49.7	48.6	47.5	46.6	45.7	45.0	
45.4	44.3	43.3	42.4	41.5	40.8	40.1	
40.9	39.9	39.0	38.2	37.4	36.7	36.1	3b
37.2	36.3	35.4	34.7	34.0	33.4	32.8	
34.1	33.2	32.5	31.8	31.2	30.6	30.1	
31.4	30.6	29.9	29.3	28.7	28.2	27.7	
29.1	28.4	27.8	27.2	26.6	26.2	25.7	
27.1	26.5	25.9	25.3	24.8	24.4	24.0	
25.4	24.8	24.2	23.7	23.2	22.8	22.4	
23.9	23.3	22.7	22.3	21.8	21.4	21.1	
22.5	21.9	21.4	21.0	20.6	20.2	19.8	4
21.3	20.7	20.3	19.8	19.5	19.1	18.8	
20.2	19.7	19.2	18.8	18.4	18.1	17.8	
19.2	18.7	18.3	17.9	17.5	17.2	16.9	
18.2	17.8	17.4	17.0	16.7	16.4	16.1	
17.4	17.0	16.6	16.3	15.9	15.6	15.4	
16.7	16.2	15.9	15.5	15.2	15.0	14.7	
16.0	15.6	15.2	14.9	14.6	14.3	14.1	
15.3	14.9	14.6	14.3	14.0	13.8	13.5	
14.7	14.4	14.0	13.7	13.5	13.2	13.0	
14.2	13.8	13.5	13.2	13.0	12.7	12.5	
13.6	13.3	13.0	12.7	12.5	12.3	12.0	
13.2	12.8	12.5	12.3	12.0	11.8	11.6	
12.7	12.4	12.1	11.9	11.6	11.4	11.2	
12.3	12.0	11.7	11.5	11.2	11.0	10.9	5
11.9	11.6	11.3	11.1	10.9	10.7	10.5	
11.5	11.2	11.0	10.8	10.5	10.4	10.2	
11.2	10.9	10.7	10.4	10.2	10.0	9.9	
10.8	10.6	10.3	10.1	9.9	9.7	9.6	
10.5	10.3	10.0	9.8	9.6	9.5	9.3	
10.2	10.0	9.8	9.6	9.4	9.2	9.0	
10.0	9.7	9.5	9.3	9.1	8.9	8.8	

※日本腎臓学会「eGFR 男女・年齢別早見表」より作成。数値は目安。確定診断は専門医を受診してください

第 2 章

腎臓をよくする食事

腎臓病の食事の常識が大きく変わってきた

慢性腎臓病（ＣＫＤ）は、放置すれば少しずつ進んでいく病気です。最初のうちはジワジワと進みますが、進行するほど、残りのネフロンにかかる負担が大きくなるため、加速度的に悪化していきます。そして、末期腎不全（ＧＦＲのステージでＧ５）といわれる状態になると、透析療法が必要になってきます。腎臓の治療薬はなく、食事療法が重要視されています。適切な食事療法を行えば、残された腎機能をできるだけ温存できます。

原則としてここでは、**ＧＦＲのステージでＧ１からＧ４までの透析療法導入以前の人**を対象に、食事療法のポイントや、やり方をご紹介します。具体的なレシピ例は本書の冒頭で紹介しましたので、併せて参考にしてください。

実際には、「何をどのように食べるか」とともに、「腎臓に負担をかけるものをとらない・減らす」ということがたいへん重要です。それについては、本章の後半で解説します。

腎臓病の食事療法については、近年、かなり**考え方が変わって**きています。その理由はいくつかあるのですが、１つには**対象となるかたが高齢者**になってきたことがあります。

現在はその過渡期なので、医師・栄養士が行う食事指導には、以前のままの考え方にもとづくものと、新しい考え方を取り入れたものが混在しています。

従来の食事療法を踏まえたうえで、新しくなってきた部分とその理由を知ることは、患者さん自身が腎臓病の食事療法についての知識と理解を深めて、混乱を避けるために役立つでしょう。

そこで、まず従来行われてきた食事療法の概略と、近年、新しくなってきた部分についてお話しします。さらに、私自身が長年、指導してきて、効果を得ている**腎臓病の新しい食事療法**について、ご紹介したいと思います。

従来の一般的な慢性腎臓病の食事療法の基準

ステージ（GFR）	エネルギー (kcal/kgBW/日)	たんぱく質 (g/kgBW/日)	食塩 (g/日)	カリウム (mg/日)
ステージ1 (GFR≧90)	25～35	過剰な摂取をしない		制限なし
ステージ2 (GFR60～89)	（※病態や標準体重により変化する。	過剰な摂取をしない		制限なし
ステージ3a (GFR45～59)	たとえば標準体重が60kgの人は、	0.8～1.0	3以上6未満	制限なし
ステージ3b (GFR30～44)	25×60＝1500から 35×60＝2100 kcalとなる)	0.6～0.8		≦2000
ステージ4 (GFR15～29)		0.6～0.8		≦1500

腎臓病の新しい食事療法（ステージ4まで）

ステージ（GFR）	エネルギー (kcal/kgBW/日)	たんぱく質 (g/kgBW/日)	食塩 (g/日)	カリウム (mg/日)
ステージ1 (GFR≧90)	とくに制限なし （通常どおりでOK）	とくに制限なし （通常どおりでOK）	天然塩などの質の よい塩分にして、 野菜をしっかり とれば、 計算しなくてよい （過剰にはとらない）	生野菜、果物 酢の物などを 摂取する
ステージ2 (GFR60～89)				
ステージ3a (GFR45～59)	エネルギーを 少し増やす	朝食はたんぱく質を 多めにする。とくに 魚や豆類を中心に		生野菜、果物 酢の物などを 摂取する 過剰でなければよい
ステージ3b (GFR30～44)	しっかり エネルギーをとる （35kcal×標準体重） ＊たんぱく制限を していなければ それほど 上げなくてよい	夕食はたんぱく質を 少なめにする	ステージ3aまでと 同様に、食事の質を 考えて過剰な塩分を 減らそうと意識して いれば、計算は不要 ＊1日12～15g だったら徐々に 減らし、10～12g なら食事と塩分の 質を見直す	生野菜、果物 酢の物などを ある程度摂取する ＊カリウムの 血中濃度が 高い場合は 主治医と相談する
ステージ4 (GFR15～29)				

これまでの一般的な
慢性腎臓病の食事療法

　従来、「腎臓をこれ以上悪くしないために」という観点で、進行した腎臓病に対して行われてきた食事療法の概略と、近年、どのように考え方が変わってきたかについてお話しします。
　今は過渡期で、ばらつきはありますが、従来もしくは現在の食事療法としては、おおむね以下のように指導されています。

①エネルギー確保（油脂などを活用）

　腎機能が低下すると、食事制限（たんぱく制限）が行われます。すると、エネルギー不足に陥りやすくなり、体力不足になってきます。そのため、腎臓病の人はエネルギー（カロリー）を積極的にとることが大切とされています。

　その際、腎臓病の人のエネルギー供給源として、揚げ物、油脂、マヨネーズなど、高脂肪のものが推奨されてきました。これは、低たんぱく質でも多くのエネルギーがとれるからです。しかし、油脂の主成分である脂質は体に必要な栄養素であるものの、種類や調理法によっては体に害をもたらすので要注意です。
　たとえば、リノール酸の多い植物油は加熱で酸化しやすく、酸化した油は体内で有害な物質を生み出して炎症のもとになります。とくに揚げ物は、揚げた食品に含まれるたんぱく質が変成しやすい点も問題です。**変性したたんぱく質は消化が悪く、腸の炎症を招きます。**ですから、本来は**適量の良質な油を、**できるだけ**酸化させない、糖化させない調理法**で摂取することが大切です。
　油の種類にかかわらず、高脂肪食は腸内細菌の働きを乱したり、胆汁酸（胆汁の主成分）のしくみに悪影響を与えたりします。

　ほかにも摂取エネルギーを増やすために、砂糖の摂取がすすめ

られる場合もあります。しかし、腎臓が悪化した原因が糖尿病の人が多く、使いづらいですし、**砂糖は腸の炎症を招く代表的な食品の１つです。**単にエネルギー量を増やせばよいという考え方でなく、内容に気を配ることが大切です。

②たんぱく質の制限（ステージ３aから）

たんぱく質が分解されて血液中に入ると、老廃物（ゴミ）として何種類かの窒素代謝物ができます。どれも体に残ると害になる尿毒素であり、それを排泄するのが腎臓の役割です。そのために、糸球体のろ過量を増やす必要があるのです。つまり、たんぱく質を多くとるほど腎臓に負担がかかることから、ゴミを減量するため、「腎臓病といえばたんぱく制限」という方針が定着しました。

しかし近年は、たんぱく質を制限しすぎると、かえって筋力や体力が衰えるといわれてきています。そのため、たんぱく制限はステージ３aからになっています（詳しくは後述）。

それに高齢者の中には、たんぱく制限を強調することで、「とらなければ、とらないほどいいのだろう」と考える人や、摂取量を計算しなければならないわずらわしさから、たんぱく質を避けてしまう人がみられるという問題もあります。

なお、慢性腎臓病（ＣＫＤ）の食事療法ではリンの制限も必要ですが、リンはたんぱく質に多く含まれるので、従来はたんぱく制限をすることでリンの摂取を抑えてきました。その際、リンの「質」や供給源は考慮されていません。

③塩分制限（１日６g以下）

腎臓では、体内の塩分（ナトリウム）の調整も受け持っており、塩分をとりすぎたときには、その過剰分の排泄も腎臓が行います。したがって、塩分を過剰にとるほど、腎臓への負担が増えます。

そこで、腎臓の食事療法では塩分制限も重要とされます。現状の一般的な食事療法では、ＧＦＲのステージにかかわりなく、一

律に１日３g以上６g以下とされています。

　塩分については、近年までとくに考え方の変化はなく、昔から現在まで、この制限が適用されています。そして、塩分に関しても、**「質」や供給源による違いなどは、一般に問題にされていません。**

④カリウム制限（ステージ３bから）

　たんぱく質と同じように、以前は腎機能が低下すると、当然のようにカリウムが制限されていました。

　前章でもふれましたが、腎機能が低下すると、カリウムの排泄がうまくいかなくなります。その結果、血中のカリウムが過剰になって「高カリウム血症」を起こすと、危険な不整脈を招き、命にかかわることもあります。それを防ぐために、カリウムの制限は必須とされてきたのです。

　そこで、カリウムの多い新鮮な野菜や果物を少なくし、野菜をとるときはゆでこぼして食べるようにという指導が広く行われてきました。カリウムは水に溶けるので、ゆでこぼすと量が少なくなります。

　カリウムは、新鮮な野菜・果物のほか、豆・イモ類などに豊富で、これらは食物繊維の供給源でもあります。カリウム制限のためにこれらの食品を減らすと、腸の健康に役立つ食物繊維が不足し、便秘などの腸の不調を招きやすくなります。

　もともと、腎臓病の人には便秘が起こりやすく、便秘になると腎臓にも悪影響があることが知られています。

　そこで、近年は、ステージ３aまでは「カリウム制限なし」になりました。それでもステージ３b以降は、進行するにつれてカリウム制限が厳しくなります。

私が腎臓病の食事療法を
見直し始めたきっかけ

　以上のように、慢性腎臓病（ＣＫＤ）の食事療法はかなり変わってきてはいますが、**食べ物の質、消化の能力、女性か男性か、年齢や体質などがいっさい加味されていない**という問題があります。

　なかでも**最大の問題は、「食べ物の質」を考慮していない**という点です。エネルギーでもたんぱく質でもリンでも、「どんな食材」で「どのようにとるか」で、体内での使われ方やその影響が大きく変わります。

　工夫していけば、もっと腎臓を守りながら、自由度の高い豊かな食生活を送れるのですが、そこの検討がされないまま、杓子定規に摂取量や制限の数字だけが重視されているのが現状です。

　また、現在のＣＫＤの食事療法は、前章で述べた「**腸腎相関**」**への配慮**もされていません。腸内環境の改善や維持は、腎臓の状態にも直結しますし、全身の健康にも大きく影響します。

　エネルギー量を確保するために、腸に害になる揚げ物などをとったり、カリウム制限のために腸に必要な食物繊維をとらなかったりするのでは、本末転倒といえます。

　そこで、私は、**腎臓と腸と全身のことを考え合わせながら、最新の研究成果も取り入れつつ、「質」に考慮した食事療法を**、腎臓病の患者さんたちに指導しています。

　私自身、最初から、そうした独自性のある食事療法を行ってきたわけではありません。

　私が腎臓専門医になった約20年前には、まだまだ古い食事療法の常識がまかり通っており、厳しくたんぱく質やカリウム、塩分を制限し、エネルギーは揚げ物や油脂でとるのがよいとされていました。

　当時、私は総合病院に勤めており、食事指導は栄養士さんが行っていました。私は直接には食事指導をしていませんでしたが、診察時に患者さんの話を聞いていると、「**食事がおいしくない**」「**気が滅入る**」「**食事の内容が寂しい**」などという訴えが聞かれました。

　栄養士さんは、当時の腎臓病の食事療法のガイドラインに則って指導されていたはずですが、私は「何か改善点があるのではないか」と考え始め、自分なりに栄養学を学び始めたのです。学びながら、患者さんへのアドバイスにも反映していくうちに、**食品の「質」が重要**だということがわかってきて、最終的に現在の食事療法にたどり着きました。

　ひとことでいえば、私の食事療法は、一般的に行われている食事療法よりも、**制限はゆるく**なっています。代わりに、**どんな食品でどのようにとるか**という点を重視します。

　といっても、入手しにくい特別な食材や、難しい調理法を使うわけではなく、ごく日常的な素材と調理法でできます。

　野菜をそれほど制限しないでしっかりとったり、天然塩やみそ、しょうゆを活用したり、だしや酸味やスパイスなどで味わいを出したりすることをおすすめしているので、**おいしい食事を楽しめる**と思います。

　腎臓病に限りませんが、病気の食事療法だからといって、おいしく食べられないのでは困ります。食事は心身をつくるもとなので、病気の食事療法ならなおさら、おいしく食べられることが重要です。数字的な条件を満たしていても、おいしくない食事では、食が細くなって体力が落ちるもとにもなります。

　一方で、たんぱく質や塩分が腎臓の負担になり、カリウムもとりすぎると危険なことは間違いないので、バランス感覚を持って工夫することが大切です。

　これからご紹介する食事療法なら、おいしく味わいながら腎臓をいたわることができますので、ぜひ取り入れてみてください。まずは栄養素別のとり方や、その他のポイントを述べたあと、最後にステージ別の食事法をまとめてご紹介します。

腎臓病の新しい食事療法
ポイント①

食事全体とエネルギーのとり方
～細かい計算は不要。質やとり方を重視

　この本でご紹介する食事療法では、原則として細かい計算はしません。細かく計算しても、結局は消化力などで左右されるし、大まかな量の目安だけ知っておき、良質な食材や、消化のよいものをとることが大切だからです。

　また、たんぱく質やカリウムを大幅に減らすと、食生活が偏り、体調や腎臓病の悪化にもつながります。実践しやすい形で、食生活の重要なポイントを抑えてほしいと思います。

　ただし、ステージ３ｂ以降で急速に進行しているときは、ある程度の計算をしていきます（ステージ別のポイント参照）。

　腎臓をよくする食事では、まず、加工品や添加物など、腎臓に負担をかけるもの（P101参照）**を、できるだけ避けることが基本になります。そのうえで、目安として、食事全体の半分程度を野菜類、残りの半分（全体の４分の１）程度をごはんやソバなどの穀物、残り（全体の４分の１）程度をたんぱく質源にします。たんぱく質源は質を考慮して、とくに豆類や魚を中心にし、摂取する時間帯も考えていきます。**

　エネルギーのとり方は、現在、正常な人が腎臓病を予防したい場合、**およびステージ１・２では、とくに規定はなく、通常どおりでかまいません。ステージ３ａでは、摂取エネルギーを少し増やします。ステージ３ｂ～ステージ４では、しっかりエネルギーをとるようにしますが、**たんぱく制限をしていないのであれば、それほどエネルギーを上げる必要はありません。

　エネルギーを増やすときは、酸化しにくいオリーブオイルや玄米油、MCTオイルなどを中心に、高温で加熱せずに、ドレッシングなどでとるようにします。

腎臓病の新しい食事療法
ポイント②

たんぱく質のとり方
〜植物性たんぱく質を中心に良質なものを

　これまで腎臓病の食事療法では、たんぱく質の量ばかりが問題とされていました。

　しかし、たんぱく質を制限しすぎると、筋力や体力が衰えてしまいます。とくに高齢者では、サルコペニアやフレイルが問題視されています。**サルコペニアは、筋量の急激な減少に伴い、筋力の低下が起こる**ものです。一方、**フレイルは、筋力の低下だけでなく、身体的・精神的な機能が衰えている脆弱な状態**です。どちらも運動器の筋肉の衰えがあるということが共通点で、とくにフレイルには慢性炎症が関係していると考えられています。継続的に炎症がある慢性腎臓病（CKD）の人は、加齢以上に筋肉や内臓の衰えが加速しやすいということです。

　そこで近年は、CKDになっても、ステージ1〜2では「たんぱく質の過剰な摂取をしない」という程度にとどめ、特別な制限は行わなくなってきました。ステージ3aからは、現在もたんぱく制限をしています（P75の上表参照）。最近は、進んだステージでもたんぱく制限をゆるめたほうがよいのではないかという議論がなされています。その背景には、**体内のたんぱく質が多いほど、死亡リスクが低い**とわかってきたことがあります。

　実際に筋肉がつくられるには、**たんぱく質を十分に含む食事をとり、適度な運動（筋肉運動）をすることが重要**です。

　筋肉の合成を刺激するのは、体内でつくることができない9種類の必須アミノ酸で、とくにロイシンという必須アミノ酸は、筋肉の材料になるうえ、筋肉の合成を促す作用を持っています。

慢性炎症はサルコペニアやフレイルのリスクを上げる

持続する慢性炎症

食欲低下
エネルギー消費量の増加

骨格筋たんぱくの合成低下
骨格筋たんぱくの分解亢進

PEW　　　サルコペニア

フレイル、心血管イベント、感染症

認知機能低下、要介護、入院、死亡

体内の炎症が持続していると、筋量が低下するサルコペニアが起こる。低栄養状態が重なるとフレイルが起こりやすくなる

CKDでは炎症が持続しているので、これらが進むリスクが高くなる

※PEWとは、Protein Energy Wastingの略で、体内のたんぱく質（骨格筋・血液中のたんぱく質）やエネルギー源（体脂肪）が減少して引き起こされる低栄養状態

体内のたんぱく質量が多いほど死亡リスクが低い

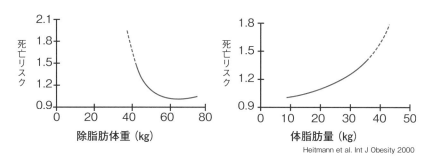

Heitmann et al. Int J Obesity 2000

「除脂肪体重」は、体脂肪以外の筋肉や骨、内臓などの重さ。大部分はたんぱく質で、主に筋肉量によって増減する

除脂肪体重（筋肉量）が多いほど総死亡リスクが低く、逆に体脂肪が多くなるほど総死亡リスクが高くなっている

　この作用自体は、若い人でも高齢者でも同じように起こるのですが、高齢者は胃酸が低下してたんぱく質の消化が苦手な人も多くみられます。ですから、**たんぱく質の量とともに、質に気をつけて、消化しやすいものを食べる配慮**も必要です。

　近年は、**たんぱく制限をしてもしなくても、最終的に腎機能にはあまり影響しなかった**というデータも出始めています。

　これらを受けて、最近は、先ほどあげた**摂取量の範囲の上限**くらいまで、**たんぱく質の制限を緩やかにしよう**という傾向になってきています。

　ただし、現在でもたんぱく質の「質」やとり方、とる時間帯などは考慮されず、単に 1 日の摂取量だけを指導しています。

　しかし、「質」は非常に大切です。たとえば、**超加工品**と呼ばれるもの（ハム・ウィンナー類やレトルト食品など）や**添加物**が多く入っているものは、**寿命を短縮**させたり、**腎不全のリスクを高め**たりすることが指摘されています。

　また、肉や魚など動物性のたんぱく質より、大豆製品などの**植物性のたんぱく質**のほうが、**腎臓への負担が軽く、腸にもいい**ことがわかってきました。こうした研究結果を踏まえ、腎臓病の食事療法で、植物性たんぱく質の摂取を積極的にすすめる医師や医療機関も増えつつあります。

　この本でご紹介している食事療法では、大豆・大豆製品を中心とした植物性食品でのたんぱく質摂取をおすすめしています。ただし、食品の選び方やとりかたには注意やコツがあります。

　大豆・大豆製品は、遺伝子組み換えでない大豆や、できればオーガニックや無農薬の大豆を使った製品を選びましょう。

　また、一般に種子類には発芽・成長に適した時期まで、たんぱく質の分解を止めるための酵素が含まれています。そのままとると、たんぱく質の分解が阻害されてしまうので、十分に浸水したり、発酵させたりして、この酵素の働きをなくす必要があります。

　大豆も「種」の一種ですから、調理するときは十分に（一晩以上）浸水し、その水を捨てて新しい水で調理しましょう。

　発酵させることによっても、この酵素の働きがなくなります。

発酵食品は、消化がよく、腸内環境を整えてくれるというメリットもあります。大豆を発酵させた**納豆**は、腎臓病の食事療法でとるには最高のたんぱく質源といえます。納豆の他、**高野豆腐やアズキ**などもおすすめしたいたんぱく質源です。

　また、大豆の発酵食品である**みそやしょうゆ**も、よいたんぱく質源になります（これらは塩分を含みますが、塩分の中では比較的、腎臓への負担が少ないのもメリットです）。

　といっても、肉を食べてはいけないといっているわけではありません。過剰にならない程度に肉を楽しむのはよいでしょう。植物性たんぱく質（豆類）に含まれるリンのほうが吸収率が高いので、多めにすることをおすすめします。魚は、干物は避けます。小型の魚や、天日干しのジャコなどはおすすめです。

発酵した大豆製品が高血圧や心臓病を減らす

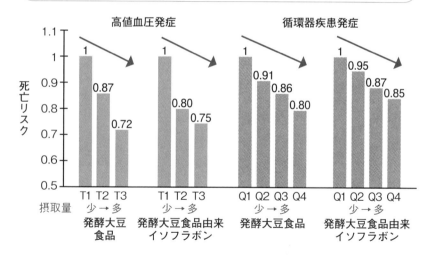

近年、大豆製品のうち、とくに発酵した大豆製品が高血圧や
心臓病を減らしたり、死亡リスクを下げたりするという報告がある

納豆とみその摂取が多い群は死亡リスクが低い

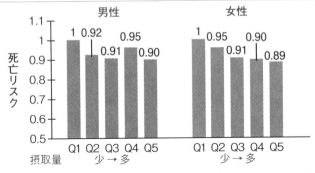

42 〜 74歳の約4万2千人の男性、約5万人の女性を14.8年追跡。
発酵大豆食品（納豆とみそ）の摂取で死亡リスクが低下

ただし、日本人は過剰に肉を食べる人は少ないので、ほどほどの量なら
問題ない。また、魚介類は食べてよいと思われる

たんぱく質の割合が高いほど死亡リスクが低い

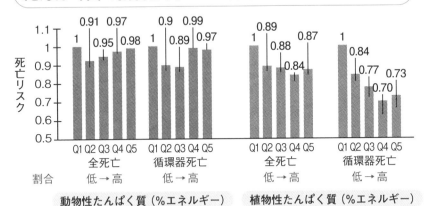

45 〜 74歳の約7万人を平均18年追跡。総エネルギーに対する
植物性たんぱく質の割合が高いほど、全死亡リスクが低い

S Budhathoki and N Sawada, et al. JAMA Intern Med.2019

植物性たんぱく質は慢性腎臓病によい影響を与える

植物性たんぱく質

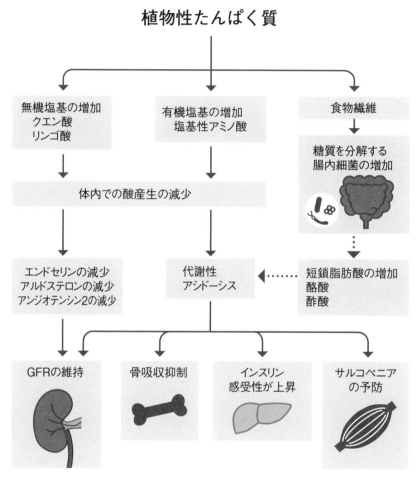

Nat Rev Nephrol. 2020 Sep16(9):525-542

植物性のたんぱく質は、GFRの維持や骨の強さの維持、インスリンの感受性（効きのよさ）の上昇、サルコペニア予防などに役立つとされる

45～74歳の約7万人を平均18年追跡。総エネルギーに対する植物性たんぱく質の割合が多いほど、全死亡リスクが低い

腎臓病の新しい食事療法
ポイント③

カリウムのとり方
〜血中カリウムの状況に合わせて生野菜や果物を活用

　これまでの一般的な慢性腎臓病の食事療法（P76 〜 78）のところで述べたように、慢性腎臓病（CKD）ではカリウムを多く含む生野菜は避けるのが基本でした。とくに、ステージ３ｂ以降では、カリウムの血中濃度が高くなくても、カリウムが制限されてきました。

　血中カリウムが高くなれば、生野菜の摂取を厳しく制限するとともに、高カリウム血症の治療薬として「カリウムイオン交換樹脂」という薬が投与されていました。これが便秘を招くので、野菜不足と相まって、**CKDの患者さんは便秘を起こしやすい**のも問題でした。

　生野菜は腸内細菌のエサとなる食物繊維、ビタミン、ミネラル、質のいい水分、消化に負担をかけない食物酵素を含んでいます。

　この本でご紹介している食事療法では、生野菜は、血中カリウムの濃度が正常なかたには、積極的にとってもらいたい食品と位置づけています。

　もちろん血中カリウムの値が高いかたは、必ず医師の管理下で食事療法を行ってください。その場合、生野菜を厳しく制限するよりは、**「カリウム選択性の非ポリマー交換物質」**という副作用の少ない高カリウム血症の治療薬を使いながらでも、**生野菜をとることをすすめている**医師もいます。私もこの意見に賛成です。

　カリウム選択性の非ポリマー交換物質は、主治医に相談すれば検討してもらえるはずです。便秘を起こすポリマーを使わないので、便秘しにくい薬です。

　血中カリウムが正常なかたは、ぜひ積極的に生野菜をとってください。ステージ３ｂ以降でも、**血中カリウムが高くなければ、**

生野菜はとったほうがよいと考えます。最近の研究では、血中カリウムの値は、その人の腎臓の状況によって変動する面が大きく、食事中のカリウム量にはそれほど影響を受けないという報告も出ています。

　ただし、カリウムをサプリメントやジュース、ドライフルーツなどで大量にとるのはやめましょう。生野菜は、できるだけ無農薬のものを選びましょう。

　カリウムは果物にも豊富です。果物に含まれる果糖の過剰摂取は、脂肪肝や痛風発作を引き起こすことが懸念され、動脈硬化や認知症のリスクを高めるともいわれます。日本では、品種改良で甘みを強くした果物が多く、血糖値の上昇につながる恐れもあります。しかし、フレッシュな生の果物には自家酵素が含まれています。また、食物繊維も豊富なので、実際は急激には血糖値を上げにくいのです。ビタミン、ミネラル、水分に加えて、多くのファイトケミカル（植物中の有効成分）を含むのも果物の利点です。

　ぜひ果物もとっていただきたいものです。ただし、加熱した果物、甘味の強い果物は、とらないようにしてください。

　こちらも血中カリウムが上がっているかたは、主治医と相談のうえで、しっかり管理しながらとってください。

　薬剤の中には、降圧剤の一種や、痛み止めのＮＳＡＩＤｓ（非ステロイド性抗炎症薬）など、血中カリウムを上げるものも少なくありません。おくすり手帳などでチェックし、主治医に相談してみましょう。

　便秘も、便からカリウムの排泄が減るので、改善する努力をしましょう。

　なお、食品100ｇ中に含まれるカリウムの目安量は、トマトで210mg、キュウリ・キャベツ・レタスで200mg。温州ミカンで150mg、サツマイモで380mg、納豆で660mgになります。参考にしていただければと思います。

腎臓病の新しい食事療法
ポイント④

塩分のとり方
～天然塩やみそ・しょうゆで「適塩」を。だしの活用でうまみ＋

　塩分に関しては、日本腎臓学会などでは「１日６ｇ以下」が基本です。厚生労働省の国民健康・栄養調査によると、現在、日本人は平均10・１ｇ（男性11・０ｇ、女性９・３ｇ）の塩分をとっているので、学会の基準では３分の２以下にする必要があります。

　この本でご紹介している**腎臓病の新しい食事療法**では、塩分を制限して数字にこだわるより、**塩分の質や食事全体でのバランス**を見ることを重視します。

　たとえば、１日８ｇ、10ｇの塩分をとったとしても、**しっかり野菜をとっていれば、通常は問題ありません**。野菜に豊富なカリウムや食物繊維が、ナトリウム（塩分）の排出を促すからです。

　塩分の「質」としては、**天然塩**であれば、塩化ナトリウムだけの食塩より、多少は多めにとっても心配ありません。天然塩に含まれるカリウム、マグネシウム、カルシウムなどのミネラルが、ナトリウムに対する拮抗作用を発揮するためです。

　みそやしょうゆなども、これらのミネラルを含んでおり、腸によい発酵食品でもあるので、それほど厳しく制限する必要はありません。有機大豆を発酵させたみそ・しょうゆならさらに望ましいでしょう。

　もちろん20ｇなどの大量の塩分をとってよいわけではありませんが、むやみな塩分制限で、食事が味気なくなったり、楽しくなくなったりするよりは、**腎臓を守りながら適量をとる「適塩」**という考え方が大事です。

　なお、減塩のために「減塩みそ」や「減塩しょうゆ」を利用する際は注意が必要です。製品によっては、ナトリウムの代わりに、カリウムや添加物などが使われていることがあるからです。同様

に要注意なのが、ウィンナーやソーセージなどに含まれる加工塩。体への弊害が大きいことが指摘されています。精製塩、『だしの素』なども、加工塩に準ずるものととらえて控えましょう。塩分が濃いうえに、酸化していることが多い干物も避けてください。

こうしたものよりも、天然のだし（煮干、昆布、カツオブシなど）を使い、うまみをしっかりとることにより、塩の使用量は自然に整ってきます。

それから、腎臓と大腸には、「ＥＮａＣ（上皮性ナトリウムチャネル）」という塩の受容体（受け入れる部分）があり、同時に甘味の受容体もあります。そのため、**高血糖になると、塩分に対して貪欲になる**といわれています。逆に、糖分を控えることで、腸管の塩への貪欲性が抑制され、血圧が下がっていくとされています。糖分も適量を心がけましょう。

実際には、主治医から１日６ｇという塩分制限を指導される場合があり、とくにステージ３ｂ以降は厳しくいわれる場合もあるでしょう。その際、急激に過剰な塩分制限を行うと、体内のナトリウム・カリウムのバランスの影響から、高カリウム血症を起こすことがあるので要注意です。過剰な塩分制限を、急激には行わないようにしましょう。

なお、最近の研究では、「極端な塩分制限をしても、慢性腎臓病（ＣＫＤ）の進行には変化がない」。それどころか、「極端な塩分制限をすると、かえって死亡率が上がる」という結果が出てきています。P92の上のデータでは、**１日８ｇでも、10ｇ程度でも、ＣＫＤの進行度には変化がない**ことが示されています。

P92の下のデータでも、**１日の塩分摂取量が５〜10ｇまでは、それより少ないよりも死亡率が低く**なっています。しかも、１日12ｇとっていても、３ｇよりも死亡率が低くなっています。

しかもこのデータでは、天然塩を使った場合や、野菜と一緒にとることによるナトリウムの相殺のことは考慮されていません。ですから、過剰な塩分はよくありませんが、塩の質と、本書でご紹介したような適切な食生活をしていれば、10〜12ｇ程度でもいいと思われます。

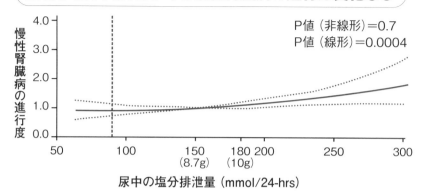

極端な塩分制限をしても慢性腎臓病の進行は変化なし

塩分量が150mmol(8.7g)でも180mmol(10g)程度でも進行度はあまり変わらない

Jiang He JASN 2016

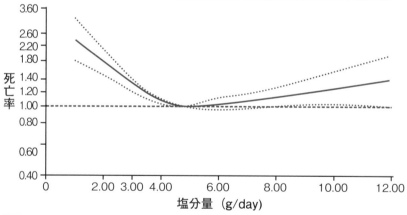

極端な塩分制限をすると死亡率はかえって上がる

| 有害事象の数 | 68 | 642 | 826 | 340 | 79 | 16 |
| 生存者の数 | 1817 | 30124 | 46663 | 18395 | 3885 | 756 |

塩分量が5 〜 10gまでは、摂取量が少ないよりも死亡率が低い

12gでも、3gよりも低い

O' Donnel M.B. et al Nngl J Med 2014

カリウム・ナトリウム以外の腎臓と深く関係するミネラル

　慢性腎臓病（ＣＫＤ）の新しい食事療法について、主要な栄養素別にポイントを述べてきましたが、とり方に気をつけたい栄養素はほかにもあります。まず、これまでに述べたカリウムとナトリウム（塩分）以外のミネラルについてお話ししましょう。

　そもそもミネラルは、骨や体を構築する材料になるだけでなく、神経伝達や筋肉の収縮などに使われます。そして、さらに重要な作用が、**酵素が働くのに不可欠な「補因子」になる**ことです。

ミネラルは酵素の補因子として働く

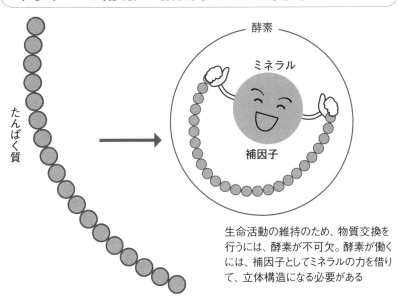

生命活動の維持のため、物質交換を行うには、酵素が不可欠。酵素が働くには、補因子としてミネラルの力を借りて、立体構造になる必要がある

　前章でも述べたとおり、腎臓はミネラルと深いかかわりがあります。とくに腎臓に関連するミネラルとして以前から注目されてきたのが、カルシウム、リン、鉄でした。このところ、亜鉛やマグネシウムも注目されています。

【亜鉛】不足すると合併症のリスクが増え、寿命が縮まる

　亜鉛は約1000（重要なものだけでも約500）もの酵素の補因子で、体や遺伝子をつくることにかかわる重要なミネラルです。また、体内で解毒作用を発揮するグルタチオンやメタロチオネインといった物質が働くためにも必要です。

　亜鉛が不足すると、胃腸などの消化管の働きが悪くなって食欲が低下し、ひどくなると味覚異常（味を感じなくなったり、味の感じ方が変わったりする）が起こります。また、体内で炎症も起こりやすくなります。それらにより、亜鉛の摂取量が減って吸収率も下がり、ますます亜鉛が不足するという悪循環が起こります。

　年齢とともに体内の亜鉛量は低下するので、年をとるほどしっかり摂取する必要があります。

年齢とともに体内の亜鉛は減少する

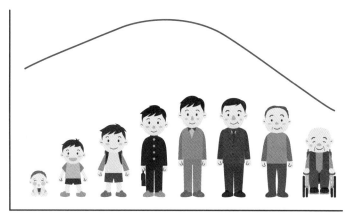

血清亜鉛レベル

生涯

しかし、現在の日本人は、年齢を問わず亜鉛が不足しており、平均的な亜鉛摂取量は、必要量に比べて 10 ～ 30％足りないといわれています。これは統計上の数字で、実際はもっと不足していると考えられます。

　さらに、ＣＫＤでは、亜鉛の吸収が悪くなるとともに尿に出やすくなり、亜鉛不足が深刻になりやすいのです。ＣＫＤの人にとって、**亜鉛不足は、合併症のリスクを上げて寿命を縮める**という重大な影響を及ぼすので、より注意が必要です。

　亜鉛は、穀物や肉類、魚介類、豆類、卵黄など、幅広い食品に含まれています。それなのに不足しやすいのは、もともと吸収率が低いミネラルなのに加え、現代の食生活環境に亜鉛に関する不利な要因が多くあるためです。
　現代は、食品自体に含まれる亜鉛の量が減っているうえ、有害物質を多くとってしまうので、解毒に必要な亜鉛を消耗しやすくなります。さらに、加工食品を多くとることによっても、亜鉛の摂取が妨げられています。**添加物として多く含まれているリンが、もとから高くない亜鉛の吸収率をいっそう下げている**のです。
　亜鉛は、とくに魚や肉などの動物性食品に多いといわれますが、**動物性食品をとることよりは、まんべんなくいろいろな食品でとりながら、加工食品を減らすことが重要**です。実際に、添加物を減らした「低リン食」によって、亜鉛不足が改善することもあります。
　亜鉛に限らず、ミネラルは水に溶けやすいため、いろいろな素材をよく煮たスープなどで、少しずつ根気よくとるのはおすすめの方法です。

　こういう工夫で亜鉛の摂取を心がけたり、加工食品を減らしたりしても、亜鉛不足の改善が難しい場合は、サプリメントでの補給もすすめられます。亜鉛の補給には健康保険が使えるものもあります。医療機関で血液検査を受けて亜鉛不足を確認し、亜鉛を処方してもらうのも一つの方法です。

【マグネシウム】体内でできる有害物ＣＰＰを抑制

　マグネシウムは、腎臓で再吸収されるミネラルであり、心身の代謝を支える多くの酵素の補因子として重要です。とくに腎臓や心血管系との関係が注目されており、**動脈硬化を防いだり、悪玉コレステロールを減らしたりすることを通じて、血管の保護作用を発揮**します。エネルギー補給に必須であるほか、**高血圧の予防・改善、便秘の改善、心身をリラックスさせることによるストレス軽減**など、幅広い働きを持っています。

　マグネシウムを多くとると**骨折のリスクが下がる**という研究報告もあります。マグネシウムは骨を構成する成分の一つです。実は、骨の強化にはカルシウムだけでなく、マグネシウムを十分にとることが非常に大事です。

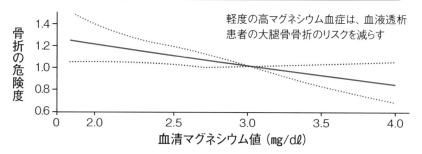

マグネシウムを十分にとると骨折リスクが減少

骨折の危険度

軽度の高マグネシウム血症は、血液透析患者の大腿骨骨折のリスクを減らす

血清マグネシウム値（mg/dℓ）

Sakaguchi Y. et al: J Am Soc Nephrol 2018

　マグネシウムが欠乏すると、細胞や組織の酸化が促されたり、免疫細胞の中の貪食細胞が増えすぎたり、細胞内外をカルシウムが行き来する通路である「カルシウムチャネル」が開きっぱなしになって、細胞代謝に支障をきたしたりします。

　マグネシウムの欠乏により、炎症を誘導するＮＦカッパーＢという物質が活性化するとわかっています。また、脳内でＮＭＤＡ受容体というものが活性化すると、神経細胞や記憶などが障害されますが、マグネシウムの欠乏でその活性が高まります。

　つまり、**マグネシウム不足は脳の働きや精神面にも大きく影響**

します。

　また、近年とくに注目されているのが、「ＣＰＰ（カルシプロテイン粒子）」という有害な物質に関するマグネシウムの働きです。ＣＰＰは、血液中に過剰になったリンがカルシウムと結合してできる物質で、動脈硬化を促進させるほか、体のあちこちで弊害をもたらします（詳しくはリンの項で述べます）。マグネシウムには、そのＣＰＰができるのを抑制する働きがあるのです。

カルシウムとリンが結合すると弊害が多い

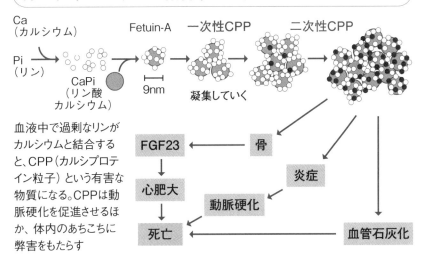

血液中で過剰なリンがカルシウムと結合すると、CPP（カルシプロテイン粒子）という有害な物質になる。CPPは動脈硬化を促進させるほか、体内のあちこちに弊害をもたらす

　このように、マグネシウムは体内で重要かつ多彩な働きをしているため、不足すると死亡率が高くなってしまいます。血中のマグネシウム濃度と死亡率の関係を調べた研究では、極端にマグネシウムが高すぎても死亡率は少し上がりますが、**低マグネシウムのほうが圧倒的に死亡率が高い**という結果が出ています。
　マグネシウムは、海藻類、魚介類、穀類、野菜類、豆類、ナッツ類などに含まれます。食事全体のバランスを考えつつ、マグネシウムの豊富な食品を積極的にとっていただきたいと思います。

【鉄】不足は困るが、過剰にとると酸化ストレスを招く

　鉄は、血液中の赤血球の中にあって酸素を運んでいるヘモグロビン（血色素）の重要な成分です。貧血というと、鉄分の摂取不足や出血などで体内の鉄が不足して起こる鉄欠乏性貧血が知られていますが、実は慢性炎症に伴う貧血も多くみられます。

　CKDでは**腎臓に慢性炎症が起こる**ため、**貧血を起こしやすく**なります。この場合、**体内の鉄自体は多いにもかかわらず、それが使えない状況**になっています。

　炎症に伴って活性化した免疫細胞からは、いくつかの物質（炎症性サイトカイン）が過剰に分泌されます。その1つが肝臓に働きかけてヘプシジンという物質の産生を増やします。ヘプシジンは、体に貯めてある鉄（貯蔵鉄）の放出を抑えるため、体に十分な鉄があるにもかかわらず、血中に鉄を供給できない「鉄の囲い込み」と呼ばれる状況が起こってしまうのです。

　体内の過剰な鉄は、細胞や組織に酸化ストレスを与えます。酸化ストレスとは、有害な活性酸素などと結びつくことで酸化が進み、ダメージが蓄積することで、いわば「体のサビ」です。

　すると、細胞内でエネルギーをつくり出している**ミトコンドリアが低栄養状態**になります。もともとミトコンドリアは、その働きに鉄が不可欠であるため、鉄を多く含んでおり、酸化ストレスを受けやすいのです。

　酸化ストレスによって、血管の細胞も傷んで動脈硬化が進みます。その結果、心血管系の合併症が起こりやすくなります。CKDに心血管系の合併症が起こりやすいことには、一面ではこのように**鉄の代謝異常**もかかわっています。

　ヘプシジンは、貯蔵鉄の放出を抑える一方、腸管からの鉄の吸収も阻害します。また、免疫細胞から出たほかの物質も、赤血球をつくらせるエリスロポエチンの産生を抑えます。さらに、炎症に伴って活性化した免疫細胞の一種、マクロファージによって赤血球が壊され、その寿命が短くなります。

　これらのことが組み合わさり、CKDでは貧血を起こしやすく

なります。しかし、単に鉄を補給すればよいわけではありません。

　鉄は、不足すると困りますが、過剰になると酸化ストレスを招くので、多くとればよいとはいえないのです。**安易に鉄剤でとるより、まずは鉄の豊富な食材、たとえば大豆、大豆製品、緑黄色野菜、良質な魚介類や赤身肉などでの補給を心がけましょう。**
　同時に腎臓をはじめ、**体内の炎症が改善されるように、加工食品や有害物質の摂取を減らしたり、腸内環境をよくしたりすることが大切です。**

【リン】腎臓病の人に限らずとり方に注意すべきミネラル

　リンは重要なミネラルです。体内のリンの約80％は、カルシウムと結合してリン酸カルシウムとなり、歯や骨をつくっています。残りは神経や脳、筋肉などでエネルギー代謝に使われています。また、リンは細胞の成長や疲労回復、血液中のpHバランスを維持するためにも必要です。一方、リンは**体内に増えすぎると、さまざまな弊害をもたらす要注意のミネラル**でもあります。

　リンは腎臓の糸球体でろ過され、ほとんどが尿細管から再吸収されるものの、一部が尿から排泄されます。腎機能が低下すると、その排泄が難しくなり、リンの血中濃度が上がってきます。腎臓病があると腸内環境の悪化を招きますが、それによってもリンの吸収が高まり、リンが体内に貯まりやすくなります。
　血中にリンが増えると、心血管系の合併症や骨の異常などのリスクが増大します。心血管系の合併症として、**血管の石灰化**（血管にカルシウムが沈着して硬くなること）、**血管の内側にある内皮細胞の障害、血管を拡張させる一酸化窒素（ＮＯ）の分泌抑制**などがあり、これらが**動脈硬化の促進や血圧上昇**を招きます。
　血中にリンが増えると、バランスをとるためにカルシウムが骨から溶け出すので、**骨粗鬆症のリスクも高まります。**
　現代は、腎機能が正常な人でも、リンの摂取量が増えやすく、体に蓄積する傾向が強くなっています。食品添加物にリンを含む

ものが多いからです。

　とくに最近、リンに関して注目されているのが、「ＣＰＰ（カルシプロテイン粒子）」です。ＣＰＰは、血中でカルシウムとリンが結びついて、小さな粒になったものです。**ＣＰＰは、血管の石灰化や動脈硬化、心肥大、炎症、貧血、栄養障害、免疫力低下、認知症などを引き起こし、腎障害もますます悪化**させます。

　血中にリンが多いと、それを下げるために副甲状腺ホルモンや骨から出るＦＧＦ 23 というホルモンなども増加します。それによっても、血管障害やそのほかの弊害が助長されます。リンの過剰な状態が続くことで、**寿命が短くなる**とも報告されています（P34 〜 35）。

　現代は、腎機能が正常な人でも、リンの摂取量が多くなりやすく、体に蓄積する傾向が強くなっています。とくに腎臓病の人は、よりいっそう気をつける必要があります。

過剰なリンがさまざまな弊害を招く

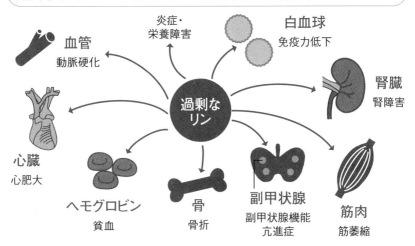

リンが過剰になると、体内では図のようなさまざまな弊害が起こる。
また、過剰なリンがカルシウムと結びついてCPPという小さな粒子ができると、それによっても
動脈硬化や心肥大などが促される。

食品添加物に多用される 「無機リン」は弊害が大きい

　リンは、肉、魚、卵、乳製品、豆類など、一般的にたんぱく質源となる食品に多く含まれています。また、ハム、ウインナー、ベーコン、練り物、インスタント食品といった加工食品の多くに、食品添加物として入っています。

　リンは、その量だけでなく、「何でとるか」が重要です。

　食品添加物として使われるリンは、「無機リン」と呼ばれるもので、体内での吸収率が約90％と高く、かつ排泄されにくいリンです。この場合、吸収率は低いほうがいいのです。

　一方、自然の食品に含まれるのは、吸収率が40〜60％の「有機リン」です。これは含まれる食品によって性質が違います。とくに乳・乳製品に含まれるリンは吸収率が高く、次に肉類、魚介類の順になっています。

　大豆などの植物性食品に含まれるリンは、体内で吸収されにくく、吸収されても速やかに排泄されやすいとわかっています。

　リンを含む食品を、気をつけるべきものから順に並べると、「**食品添加物（加工食品）、乳・乳製品、肉類、魚介類、大豆などの植物性食品**」となります。

　とくに注意が必要なのが加工食品です。私たちが摂取するリンのうち、こうした吸収されやすいリンの占める割合は1960年代から増え続け、近年は40％以上を占めるとされています。

　無機リンを含む食品添加物は、香料、発色剤などの色調調整剤、保存料、保水剤、乳化剤、肉などをつなぎ合わせる結着剤などです。多くの場合、これらに「リン酸塩」としてリンが含まれています。ただし、わかりやすく表記されているとは限りません。

　結着剤の場合は、「ピロリン酸、メタリン酸、ポリリン酸」と、比較的わかりやすい名称で書かれていますが、**保水剤、色調調製剤**などでは、「**リン**」とは書かずに**一括表示**されている場合が多いのです。

　一括表示とは、たとえば「ｐＨ調整剤」というような表示の仕方です。ｐＨ調整剤とは、文字どおり食品のｐＨを調整するもので、いくつかの食品添加物の総称です。それにはリン酸塩を使ったものもありますが、この表示では、実際にリン酸塩が含まれるかどうかはわかりません。

　ほかにも、**酸味料、イーストフード、乳化剤、**インスタントラーメンの**カンスイ、膨張剤**にはリン酸塩が使われることが多いのですが、確実なことはわからないしくみになっています。すでに加工ずみのものを原料として使う場合、それに含まれる添加物は表記しなくてよいとする「キャリーオーバー」というシステムがあるため、わかりにくくなっているのです。

　そのため、リンの過剰摂取を避けるには、リン酸塩が含まれる可能性が高い**加工食品全般を避け**、できるだけ自然の食品をとり、なかでも**植物性食品**を増やすのがポイントです。**外食や、コンビニ弁当などもできるだけ控える**ことが重要になります。

リンを含む食品の有害度

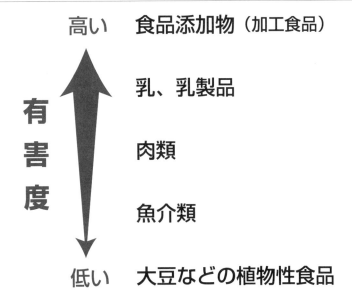

有害度

高い　**食品添加物**（加工食品）

乳、乳製品

肉類

魚介類

低い　**大豆などの植物性食品**

慢性腎臓病の人が気を つけたいそのほかの栄養素

　ほかにも、慢性腎臓病（ＣＫＤ）の人がとり方に気をつけたい栄養素があります。以下にあげてみましょう。

【ビタミンＫ】

　ビタミンＫは血液の凝固（出血したときに血液が固まって止血するしくみ）に必要な成分です。また、骨にカルシウムを沈着させて骨の形成を促すのに不可欠なビタミンで、骨量を増やして丈夫な骨をつくるために働きます。

　ビタミンＫは、緑黄色野菜、海藻類、納豆をはじめとする発酵食品などに多く含まれています。また、腸内細菌によってもつくられます。とくに**納豆は、ビタミンＫが豊富なうえ、含まれている納豆菌が腸内でビタミンＫをつくる働きをします。**つまり、納豆は２重の意味でビタミンＫの供給に役立つわけです。

　ＣＫＤでは、腸内環境が乱れやすいので、その分、しっかり納豆などでビタミンＫをとることが大切です。また、腎機能が低下すると、骨への悪影響が出やすいので、それを助長しないためにもビタミンＫの不足は避けたいものです。

【食物繊維】

　食物繊維は、人間の消化酵素では分解できない成分ですが、さまざまな働きをします。まず、これまでにも述べてきたとおり、腸内細菌のエサとなり、前章で述べたディスバイオーシス（腸内細菌叢のバランスがくずれて有害菌が増える状態）の予防や改善に役立ちます。つまり、**ＣＫＤで起こりやすい腸内環境の悪化を抑えて、有益菌を増やします。**

　また、便のボリュームを増して排便の状態を改善します。それを通じて、腎臓の負担になる尿毒素を排泄してくれます。ＣＫＤでは便秘が起こりやすいので、その対策としても食物繊維の摂取

が重要です。

　食物繊維は、水に溶けにくい不溶性食物繊維と、水に溶けやすい水溶性食物繊維に大別されます。水溶性食物繊維には、納豆やオクラに含まれるようなネバネバしたものと、コンニャクや根菜に含まれるようなサラサラしたものがあります。ネバネバした食物繊維は、腸内をゆっくり移動して腸内環境の改善に役立つので、食物繊維の中でもとくにメリットがあります。

　前述のとおり、食物繊維源はカリウムの多いものと重なるため、**高カリウム血症の人は主治医と相談のうえで摂取してください。それ以外の場合は、十分にとるようにしましょう。**

【脂肪酸】

　脂質（脂肪・油）は、私たちの体に必須の栄養素です。すべての細胞膜や脳の乾燥重量（水を除いた重量）の70%程度を占める重要な構成要素で、ホルモンやビタミンDなどの脂溶性ビタミンの原材料にもなります。決して、脂質を完全にカットした食事をしてはいけません。

　脂肪酸は脂質の主成分で、その構造が脂質の性質や作用を大きく左右します。脂質は、鎖のように炭素がつながった構造をしており、その鎖の長さで次のように大きく分類されます。

短鎖脂肪酸：炭素数が4以下（6以下とする分け方もある）
中鎖脂肪酸：炭素数が6〜12（8〜10などとする分け方もある）
長鎖脂肪酸：炭素数が14以上（12以上とする分け方もある）

　このうち、**短鎖脂肪酸**と**中鎖脂肪酸**は、直接、ミトコンドリア内に取り込まれて、すみやかにエネルギーになります。腎臓に多いミトコンドリアのエネルギー源として、**できるだけ補給を心がけたい脂肪酸**です。

　短鎖脂肪酸に属するのは、**酪酸、プロピオン酸、酢酸**などで、腸内細菌によってつくられます。それを促す意味でも食物繊維の摂取が大切です。短鎖脂肪酸、とくに酪酸は、腸の細胞のエネル

ギー源であり、抗炎症作用なども持っています。

短鎖脂肪酸を含む食品は少ないのですが、**梅干しやバター**など
に含まれます。バターのたんぱく質を除いた「ギー」という油は、
酸化しにくく、リンも少ないのでおすすめです。

中鎖脂肪酸は、ココナッツオイルなどから中鎖脂肪酸を抽出し
た「ＭＣＴオイル」で摂取できます。ただし、ＭＣＴオイルは熱
に弱いので、加熱しないでドレッシングなどで生食しましょう。

一般的な**植物油や肉の脂肪、魚油**などはほとんど長鎖脂肪酸で
す。その中で、炭素のつながり方に「二重結合」という部分がど

脂質（脂肪・油）のとり方

短鎖脂肪酸

梅干し、バター、ギーなど→おすすめ

中鎖脂肪酸

MCT オイル→おすすめ（生食する）

長鎖脂肪酸

肉類→ほどほどに

オリーブオイル、玄米油→おすすめ

コーン油、綿実油→控えめに

魚の油→新鮮な魚はおすすめ

※長鎖脂肪酸を加熱→危険なトランス脂肪酸の発生＝**要注意**

のようにあるかで分類されています。

　二重結合がないのが「飽和脂肪酸」、1つだけあるのが「一価不飽和脂肪酸」、2つ以上あるのが「多価不飽和脂肪酸」です。二重結合は、いわば空いている手のようなもので、多いほど酸素と結びつきやすく不安定になります。

　飽和脂肪酸は**肉類**に多く、安定しているとはいえ、とりすぎると悪玉コレステロールを増やすので、ほどほどにしましょう。

　一価不飽和脂肪酸の代表がオレイン酸で、**オリーブオイルや玄米油**に多く含まれます。これらの油は比較的安定しており、加熱調理もできるのがメリットです。

　多価不飽和脂肪酸は、二重結合の場所によってリノール酸などのn-6系と、α-リノレン酸などのn-3系に分かれます。現在の食生活ではn-6系をとりすぎているので、それが多い植物油（**コーン油、綿実油**など）は控えたいものです。
　オリーブオイルや玄米油は、オレイン酸とリノール酸をバランスよく含むので、その意味でもおすすめです。**魚の油**には、n-3系であるEPA（エイコサペンタエン酸）やDHA（ドコサヘキサエン酸）が多いので、新鮮な魚を食べることでそれらが摂取できます。
　多価不飽和脂肪酸は種類によらず、高温や長時間の加熱をすると酸化したり、危険なトランス脂肪酸（P129参照）が生じたりしやすいので要注意です。
　なお、長鎖脂肪酸は、ミトコンドリア内に取り込まれるさいに、次項で述べるカルニチンを必要とします。

【カルニチン】

　カルニチンはアミノ酸からできる物質で、ほぼすべての細胞に含まれますが、とくに骨格筋や心筋に多く存在しています。前項で述べた長鎖脂肪酸をミトコンドリア内に運び込み、酸化（燃焼）

させることでエネルギーを産生します。また、体内でできた有害な物質をミトコンドリアの外に運び出し、蓄積するのを防ぐ役目もしています。

　ＣＫＤに伴う貧血には、カルニチン不足によって起こるものもあります。カルニチンは、**牛肉や羊肉の赤身**などに多く含まれます。カルニチンをとるために、牛肉や羊肉を多くとる必要はありませんが、こうした栄養素もあることを知っておきましょう。必要性が高いときは、サプリメントで補給する方法もあるので、主治医と相談してみましょう。

【エリスロポエチン】

　腎臓でつくられるエリスロポエチンというホルモンが、骨髄に働きかけ、赤血球の産生を促していることは前章で述べました。腎機能が低下すると、エリスロポエチンがうまくつくられなくなって、貧血が起こりやすくなります。

　実は、このエリスロポエチンは、現在、薬剤として補給できます。医療機関で必要と判断されたら、処方されることもあるでしょう。

　ただし、エリスロポエチンを補給しても、なかなか改善しない貧血は、基本的な栄養不足や腸の機能低下などが大きく影響している場合もあります。食生活も同時に見直すことが大切です。

【水分補給も重要】

　以上のほか、適度に水分を補給し、脱水にならないように注意することが重要です。脱水になると、腎臓への血流がへって老廃物のろ過機能が低下し、尿毒素が貯まりやすくなり、炎症も起こしやすくなります。

　水分制限がされていなければ、しっかり水分補給に努めましょう（１日１〜１・５ℓ）。水分制限がある場合は、主治医の指示に従いながら、水分が不足しないように適度にとってください。

「時間栄養学」にも着目して効率よく栄養素をとろう

　ここまで栄養素別のお話をしてきましたが、実は栄養素を「いつ」とるかということも重要です。同じように栄養素をとっても、時間帯によって吸収や代謝が違ってくるからです。

　そのことに着目した栄養学を「時間栄養学」といいます。

生体内の機能と体内リズム

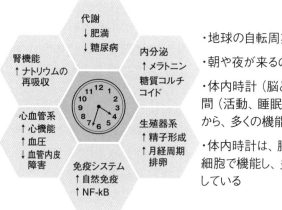

・地球の自転周期を生体内につくる

・朝や夜が来るのを予測する生物装置

・体内時計（脳と体の時間）と生活時間（活動、睡眠、食）の慢性的なずれから、多くの機能不全が生じる

・体内時計は、脳だけでなく、すべての細胞で機能し、多くの臓器連関を起こしている

　時間帯による体の周期的な変化を**生体リズム**といい、それをつくり出す**時計遺伝子**があることが知られています。

　慢性腎臓病（CKD）の食事療法にも、その視点を取り入れることで、より安全で効果的な食事ができます。たとえば、朝食でたんぱく質をしっかりとると、体重が増えにくく、筋肉が増えやすくなることがわかっています。

ＣＫＤが重度に進行すると、たんぱく制限が必要になります。一方、フレイル予防のためには筋肉を減らしたくないので、筋肉の材料となるたんぱく質を補給したいというジレンマが生じます。

　時間栄養学を活用して、朝食にしっかりたんぱく質をとれば、その摂取量を一定に抑えつつ、筋肉の低下を最小限にできます。

　実際に、朝食でたんぱく質を多くとることで、筋量や筋力が高くなったという研究結果も出ています。

朝、たんぱく質を十分とると筋力がアップ

高齢者のたんぱく質摂取の
タイミングと骨格筋機能の関連

朝食にたんぱく質をとった
群のほうが数値が高い！

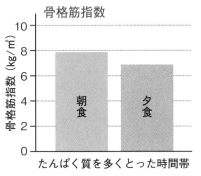

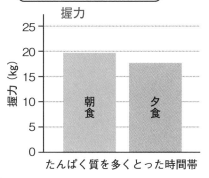

骨格筋指数：骨格筋量の指標として用いられる値

早稲田大学理工学術院、2021年

　高齢女性を対象に、朝食でたんぱく質を多くとった群と夕食でたんぱく質を多くとった群とで、筋肉量の指標となる骨格筋指数と握力を比較。いずれも、朝食でたんぱく質を多くとった群のほうが高かった

　なお、**油も朝にとるほうがよい**とされています。フレッシュなオイルは健康のために重要ですが、夜にとると体脂肪に変わりや

すいためです。ただし、**腎不全の末期**になるとエネルギーをしっかりとる必要があるので、**夜間でもとるとよいでしょう**。

　運動については次章で述べますが、運動も時間帯を選ぶとより効果的です。**朝にレジスタンス運動（筋トレ）**を行うと、効率よく筋肉ができることがわかっています。

　一方、生体リズムのしくみは、近年の研究で次々に解明されています。意外なところでは、時計遺伝子のリズムが「胆汁酸（脂肪などを分解する消化液である胆汁の主成分）」によって調整されることがわかってきました。

　高脂肪食をとると、その胆汁酸のバランスが変化し、各臓器（肝臓や腸や筋肉など）のリズムが消失することが報告されています。

　一方、腸内細菌のうちの有益菌が、小腸の上皮細胞で酵素を活性化して概日リズムを作ることも知られています。

　こうした時間栄養学の考え方は、東洋医学でも昔から提唱されていました。それが、陰陽五行説から生まれた「子午流注」という考え方です。これは、内臓や血液などの流れを、24時間のリズムに示したものです。時間によって活発になる臓器が違い、その臓器に合わせて生活スタイルを整えるものです。

　食べ物を処理する能力にも、サイクルがあると考えられています。

昼12時〜午後8時は補給（摂取と消化の時間。食べる行為と分解）
午後8時〜午前4時は同化（吸収と利用の時間。体をつくり補修）
午前4時〜昼12時は排泄（体内の老廃物の処理と排泄）

　このことも、生活の参考にされるといいでしょう。

子午流注のもととなる陰陽五行説とは

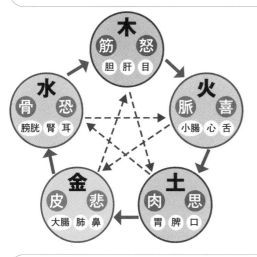

陰陽五行説は、万物が木・火・土・金・水の5つの元素から成り立つとする考え方で、各臓器もそこに当てはめてとらえる

生体リズムを重視する中国の子午流注

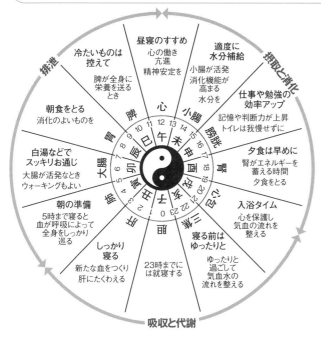

中医学には「子午流注(しごるちゅう)」という考え方がある。体の各部の働きを24時間のリズムに沿って示したもので、その基本は、陰陽五行説にある

生体リズムの存在が、古くから知られていたことがわかる

111

朝食の適切なとり方とは

　時間栄養学や生体リズムからいうと、とくに慢性腎臓病（ＣＫＤ）の人は、朝にたんぱく質（主に植物性）をとるのがよいと述べてきました。

　それに加えて、腎臓病の新しい食事療法では、朝食で適量の炭水化物も食べることを推奨しています。

　朝は心身が目覚める時間帯なので、適度に血糖値を上げることも大切だからです。最近の論文で、肉などのたんぱく質を多めにし、炭水化物が少ない朝食では、精神的な気の滅入りが多いというデータも出ています。

　朝は、時間栄養学からいえばたんぱく質の摂取が望ましいとされる一方、中医学などの考え方では、朝は消化ではなく排泄の時間とされています。

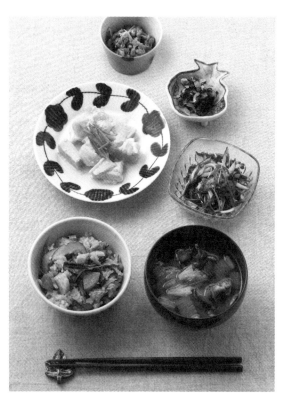

　これらを考え合わせて、いわば「いいとこ取り」をしたのが、**朝食に植物性たんぱく質と適量の炭水化物を入れ、消化に負担をかけずにたんぱく質とエネルギー源をとる**という方法です。

　具体的には、納豆や豆腐（あるいは、塩分の少ないシラスやサケなどの魚）と、適量のごはん、イモ類や、ソバなどの麺類になります。

古くからの知恵と最新の
栄養学に基づく食事療法

　薬膳という考え方があります。これは、東洋医学の考え方に基づき、体調のバランスを整えるための食事法です。今回ご紹介している「**腎臓病の新しい食事療法**」は、先人たちの叡智によって育まれた薬膳をベースに、最新の栄養学を組み合わせたものです。

　つまり、**時間栄養学を考慮して季節や時間帯による食事のとり方を考え、体に害のあるＡＧＥｓ（終末糖化産物）を減らす調理法で、消化に負荷をかけずに、栄養素をしっかりとる食事法**です。

　ポイントとしては、

・**旬の食材や新鮮なものを取り入れ、植物性たんぱく質を増やす**

・**加工品や添加物を避ける**

・**揚げ物などは極力減らす**

・**精製した砂糖や塩を控える**

　ことです。また、

・**無農薬や有機農法の野菜**

・**発酵がしっかり進んだ調味料**

　を使用します。これらによって、**同量の食材をとっても栄養価が高く、消化や代謝を阻害する物質が少なくなります。消化を助け、腸内細菌叢の多様化を促す食事**になるのです。

　また、時間栄養学でいうと

・**朝食をしっかりとり、夕食は控えめに、また早めにすませる**

　ことをすすめます。

　Ｐ４〜17でご紹介したレシピは、この考え方に基づいています。これを参考に、季節ごとに旬の食材に入れ替えるなどしていただければ、いろいろなバリエーションができると思います。

　よい食材をしっかり体内で役立てるには、「**消化のしやすさ**」が大事です。そのため、野菜や果物はなるべく生も取り入れ、食物酵素を生かしましょう。

腎臓をよくする食事の
実践ポイント①

全てのステージに共通すること

　ここからは、以上に述べたことを踏まえて、慢性腎臓病（ＣＫＤ）の食事療法の実践的なポイントを、ステージ別に紹介したいと思います。といっても、基本は共通しており、ステージが進むにつれて、少しずつ条件を追加していく形になります。

　まずは、すべてのステージに共通するポイントや、知っておいていただきたいことをご紹介しましょう。

●細かい計算や厳しい制約は必要ない

　この腎臓病の新しい食事療法では、個々の栄養素の制限より、全体のバランスを考えながら、消化がよく、腎臓と体に負担が少ない形でとることを重視するので、従来の腎臓病の食事療法ほど、細かい計算や厳しい制約は必要ありません。

　従来の一般的なＣＫＤの食事療法では、「**面倒な計算**」「**厳しい食材の制限**」「**たんぱく質の少ない、薄味で味気ない食事**」で悩んでいたかたは多いでしょう。煩雑で大変で、しかももの足りないというのが、ＣＫＤの食事療法では当然とされていたのです。

　しかし、明確にとらないほうがよいものを避け、腎臓や腸や体に必要なものや負荷の少ないものを考えてとっていけば、それほど**厳密に計算**しなくても、また、**厳しい制限**をしなくても、安全で効果的な食事療法は行えます。また、摂取エネルギーの数字にしばられて、脂っこいものを多くとり、かえって動脈硬化を進める危険を冒さなくてもすむのです。

　さらに、一律ではなく、その人その人の体に合わせていけば、無条件に何でも制限する必要もありません。**カリウムのとり方**などは、**検査結果を見ながら、うまく調整すること**が大切です。

●明確に害になるものを避ける

　ステージや状態にかかわらず、明確に避けてほしいのは、**加工品**（ソーセージ、ベーコン、ハム、ウィンナーなどの素材がよくわからないもの）や**レトルト食品、添加物の多いコンビニ**などの惣菜です。

　また、クッキーやケーキ、スナック菓子、食パンなど**砂糖**や**ショートニング**（動物油や植物油を原料にした固形の食用油脂で、トランス脂肪酸を多く含む）**を混ぜた素材を高温で焼いたもの**、プリンや甘い乳製品、ジュース（清涼飲料水）類、**異性化糖**（でんぷんから作るブドウ糖と果糖の混合液で「**果糖ブドウ糖液糖**」などと表示されている）などを使ったタレやソース類も避けましょう。これらは、腎臓や体に害となるＡＧＥｓを含んでいたり、それが体内でできるもとになったりします。

　家で作る料理も、**揚げ物や油を高温にした炒め物はＡＧＥｓ**が生じやすいので、とりすぎないようにしましょう。

●たんぱく質は植物性をメインに

　摂取するものとして、たんぱく質は植物性（大豆・大豆製品）や魚をメインにしましょう。発酵しているものはより望ましいので、**納豆**はとくにおすすめです。**鶏肉や豚肉**もとってかまいませんが、**牛肉は体内で毒素をつくりやすいので、とりすぎに注意**してください。**魚の干物**は、高塩分であるうえ、酸化していることが多いので避けましょう。

　前述のとおり、たんぱく質は朝に摂取すると意識すると、筋肉量が維持されやすくなります。とくに、ステージ３ｂから４になり、過剰なたんぱく質をとらないほうがよいときはなおさらです。

●野菜や果物は血中カリウムが正常なら積極的に摂取

　野菜や果物は、血中の**カリウム**の値が正常であれば、フレッシュなものを積極的にとっていただきたいと思います。とくに、**有機野菜や無農薬野菜**などを意識してとってください。ただし、野菜・果物ジュースや干しぶどう、その他のドライフルーツなど、カリ

ウムが一気に入るものは注意が必要です（避けるか少量にする）。

●アルカリ性食品を意識してとる（低酸性食にする）

　野菜や果物、植物性のたんぱく質をとることは、体のアルカリ化に役立ちます。血液は、pH7.4で弱アルカリ性です。この状態を保つことをホメオスターシスといいます。そのために、腎臓は努力しています。この負担を減らすのが目的です。

　酸性・アルカリ性は、食品を燃やした灰を水に溶かした際のpHで分類します。

酸性食品　肉、魚、卵、チーズ、米、小麦など

アルカリ性食品　果物、野菜、海藻など

　また、食材選びのヒントとしては、「ま・ご・わ・や・さ・し・い」を意識する方法もあります。

「ま」＝まめ→大豆、大豆製品（納豆、豆腐、豆乳、みそなど）、その他の豆類

「ご」＝ゴマ→ゴマ、ナッツなどの種子類

「わ」＝ワカメ→海藻類（ワカメ、ノリ、ヒジキ、昆布など）

「や」＝やさい→野菜（緑黄色野菜、淡色野菜、根菜など）

「さ」＝さかな→魚介類（青魚をはじめとする魚、タコ、イカ、エビ、貝類など）

「し」＝シイタケ→キノコ類（シイタケ、エノキタケ、マイタケ、シメジなど）

「い」＝イモ→イモ類（ジャガイモ、サツマイモ、サトイモなど）

　なお、沖縄からハワイに移住した日系人や、京都の丹後地方の伝統食を食べている人などは、古くからの日本の伝統食をまもっているため、長寿で有名です。これらの共通点は、食物繊維、魚介類、発酵食品を多くとっていること、加工品が少ないことです。たんぱく質の摂取量が少なくても、筋力低下は少ないのです。腸

内環境をよくすることがポイントです。

●脱水にならないよう注意
　水分はこまめにとって脱水にならないようにしましょう。水分制限がある人は、その範囲内で不足しないようにとってください。

●塩分は天然塩を選んで「適塩」にする
　塩分は、もちろん過剰はよくありませんが、**天然塩やみそ・しょうゆなどの発酵調味料**を使って「適塩」にしましょう。おいしく味わえる程度の味つけをしても問題ありません。問題なのは加工塩や精製塩、化学調味料などの塩分で、これらは避けましょう。また、「減塩しょうゆ」「減塩塩」などは、添加物などが多く含まれている場合が多いので、注意が必要です。
　味のメリハリをつけ、食卓にはしっかり味つけしたものと、さっぱりしたものを組み合わせましょう。**ハーブやスパイス、しっかりとっただし（煮干、昆布、カツオブシなど）、酢やレモン、ユズ、スダチ、梅干しの酸味**などを活用すれば、消化が促されるうえに飽きが来ないので、余分な塩分をとらなくてすみます。

●油はオリーブオイルや玄米油を中心に
　油は、酸化しにくい**オリーブオイルや玄米油**を中心に適量を使いましょう。野菜や魚介類は、旬の食材を選べば、おいしくて栄養価が高く、有害物質が少なくなり、コストも下げられます。

●主治医の指導と食い違ったら…
　現状では、昔のままの制限の強い指導をしている医師や医療機関も多いので、ここで紹介している腎臓病の新しい食事療法を実行しようとしたときに、食い違いが出てくるかもしれません。その場合は、主治医に相談し、よく話してみてください。ステージ２などの早期であれば、まずは本書を見て取り入れ、検査データの変化を見ていき、タイミングを見て相談してもよいでしょう。

腎臓をよくする食事の実践ポイント②

ステージ別実践ポイント

　では、慢性腎臓病（ＣＫＤ）の新しい食事療法について、ステージ別の実践ポイントをあげてみましょう。

【正常・ステージ１〜２】　基本の食事

　正常なときには、「食事は気にする必要はない。何でもとってよい」とよくいわれますが、実は**正常の段階だからこそ、日常的によい食事をすることが大切**です。

　厳密なことまでしなくても、必要なポイントを心がけていれば、たまにハメをはずしても、それほど悪影響はありません。楽しみながら食事ができて腎臓を守ることができます。腎臓によい食事は、認知症予防、生活習慣病予防にもつながります。

　ステージ１〜２でたんぱく尿があるなど、腎機能が軽度とはいえ低下し始めている場合は、ここに述べる食事を行うことで、**進行を食い止めたり、遅くしたり**できます。

　このステージの場合、**計算は全く不要**です。バランスのよい食事を心がけ、加工品や添加物を避ければけっこうです。

　目安としては、全体の**半分程度を野菜**にし、残りの半分（全体の４分の１）程度はごはんやソバなどの**穀物**、残りを**たんぱく質**源とします。穀物や野菜にも含まれますが、ここでいうたんぱく質とは、肉、魚介類、卵、乳製品、豆類などを指します。

　穀物は、米を中心に、ソバやカボチャ、サツマイモなどを楽しむとよいでしょう。**パンや菓子類は控えましょう**。ラーメンなどを食べたいときは、野菜たっぷりのチャンポンやタンメンがおすすめです。

　たんぱく質は、**豆類や魚介類を中心に**とりましょう。消化力や時間栄養学からいうと、**夕食ではたんぱく質を少なめにするほう**

が健康的です。

　豆類としておすすめなのは**納豆**や**高野豆腐**などです。大豆やアズキを使うときはしっかり浸水させ、浸水した水を捨てて調理しましょう。卵や肉類、乳製品は酸性食品なので、ほどほどにしたいところです。とくに、乳製品ではチーズや牛乳、肉類では**牛肉の常食はすすめません**。

　塩分は、**天然塩やみそ・しょうゆで適度にとる**ほか、**発酵した漬け物**や**梅干し**なども活用しましょう。**貝のみそ汁やおすましなど、アミノ酸をとれる汁物も積極的にとってください**。**生野菜、酢の物、果物**も取り入れましょう。

　たまに旅行やレジャーに出かけたときには、好きなものを食べてストレスを抱えないようにするとよいでしょう。あまり「食事制限をしている」と意識せず、負担になるならこの中の一つでも取り入れようとか、選択のときにはこっちにしようとするなどの参考にしてください。

【ステージ３ａまで】

　原則的なポイントは、ここまで述べてきたのと同じで、**計算も基本的には不要**です。

　朝にたんぱく質を多めにとることをおすすめします。脂質や炭水化物を心持ち増やし、エネルギーを多めにするよう意識してください。

　たんぱく質源としては、納豆や大豆など、**植物性食品を中心に**しましょう。**納豆はとくに取り入れていただきたい**食品です（血栓を防ぐ薬を飲んでいる人は、主治医にご相談ください）。豆腐をたっぷり使ったゴーヤチャンプルなどはおすすめです。

　魚は、サケや小型〜中型のものがおすすめです。大型魚や長生きの魚は、重金属や有害物質が体内に蓄積されている可能性があります。

　肉は鶏肉や羊、鴨などを、ときどき取り入れるとよいでしょう。

　塩分はとりすぎないようにしますが、天然塩なら適度にとってよく、ビタミンＤの補充として、**天日干しのジャコ**などもおす

すめです。**天日干しのキクラゲや切り干し大根**なども取り入れるとよいでしょう。

　貝の汁物、肉や骨を煮込んだスープなどは、アミノ酸やミネラルを補給するのによい方法です。**生野菜、酢の物、果物**も取り入れましょう。

【ステージ３ｂ～４まで】

　ステージが進んでも**食事の原則は同じ**ですが、たんぱく質やエネルギーの**計算はある程度必要**になります。

　たんぱく質は、一般的には「標準体重×１・３ｇ」ですが、腎機能の低下が急速に進行しているときには「標準体重×０・６ｇ（標準体重60kgなら36g）」とされています。ちなみに、納豆１パック中のたんぱく質は７～８ｇ、卵１個なら６ｇ強です。

　しかし、ここまで述べてきたようにフレイルの問題がありますし、たんぱく質の質が大事です。**きわめて急速な進行のとき以外、納豆や高野豆腐などの大豆製品を中心にすれば、「標準体重×１ｇ」程度とるのは問題ない**と思われます。

　たんぱく制限をする場合、エネルギー摂取を増やす必要が出てきます。年齢、性別、仕事や運動量によっても違ってきますが、平均的には標準体重×35kcal（標準体重60kgなら2100kcal）程度を要します。たんぱく制限をしていないのであれば、それほど上げなくてもかまいません。

　腎機能が落ちると糖新生が減少してくるので、エネルギーはやや多めのほうがよいとはいえますが、それほど激しい運動量を伴う仕事でなければ、通常、成人は「標準体重×30kcal（標準体重60kgなら1800kcal）」程度でいいのです。

　実際は、量よりも吸収しやすさなどが大事なので、計算にとらわれるよりは、だいたいの目安ととらえる程度でけっこうです。

　朝食で、豆類や魚を中心にたんぱく質を多めにとりましょう。昼・夕食のたんぱく質摂取は少なめにするのが理想です。

　納豆は最適なたんぱく質源で、取り入れていただきたい食品です（血栓を防ぐ薬を飲んでいる人は、主治医に相談してください）。

適正体重・適正エネルギー量の早見表

身長 (cm)	適正体重 (望ましい体重) (kg)	1日あたりの適正総エネルギー量		
		軽労作（25） デスクワーク 主婦 (kcal)	普通の労作(30) 立ち仕事が 多いかた (kcal)	重い労作（35） 力仕事の かた（kcal）
145	46.3	1200	1400	1600
146	46.9	1200	1400	1600
147	47.5	1200	1400	1700
148	48.2	1200	1400	1700
149	48.8	1200	1500	1700
150	49.5	1200	1500	1700
151	50.2	1300	1500	1800
152	50.8	1300	1500	1800
153	51.5	1300	1500	1800
154	52.2	1300	1600	1800
155	52.9	1300	1600	1900
156	53.5	1300	1600	1900
157	54.2	1400	1600	1900
158	54.9	1400	1600	1900
159	55.6	1400	1700	1900
160	56.3	1400	1700	2000
161	57.0	1400	1700	2000
162	57.7	1400	1700	2000
163	58.5	1500	1800	2000
164	59.2	1500	1800	2100
165	59.9	1500	1800	2100
166	60.6	1500	1800	2100
167	61.4	1500	1800	2100
168	62.1	1600	1900	2200
169	62.8	1600	1900	2200
170	63.6	1600	1900	2200
171	64.3	1600	1900	2300
172	65.1	1600	2000	2300
173	65.8	1600	2000	2300
174	66.6	1700	2000	2300
175	67.4	1700	2000	2400
176	68.1	1700	2000	2400
177	68.9	1700	2100	2400
178	69.7	1700	2100	2400
179	70.5	1800	2100	2500
180	71.3	1800	2100	2500
181	72.1	1800	2200	2500
182	72.9	1800	2200	2600
183	73.7	1800	2200	2600
184	74.5	1900	2200	2600
185	75.3	1900	2300	2600

ゴーヤチャンプルなどもおすすめです。

　基本的には植物性たんぱくをすすめますが、**肉も鶏肉や羊、鴨などで適量とる**のはかまいません。**卵は黄身を中心にとると**、エネルギー・栄養価ともに増やせます。エネルギーのことも考慮し、ある程度、**油（オリーブオイルや玄米油）を使う炒め物**なども増やしていきましょう。

　塩分は、急激に過剰な制限をするとかえってカリウムが上がります。目標は1日6g以下とされていますが、**質を考えて天然塩やみそ、しょうゆでとれば、そこまで厳しくしなくてもかまいません**。たとえば、1日12g程度とっていたのなら、まず10g、そして9g、8gと、**徐々に減らしていく**とよいでしょう。

　ビタミンDの補充のため、**天日干しのジャコやキクラゲ、切り干し大根、干しシイタケ、干しエビ**などはおすすめの食品です。

　消化力を考慮すると、肉そのものよりも吸収力がよく、体への負担が少ない**貝の汁物、肉や骨を煮込んだスープ**などで、アミノ酸やミネラルを補給するとよいでしょう。

　また、**酢の物は消化を助けてくれる**のでおすすめです。**生野菜、果物も適度に取り入れましょう**。さまざまな発酵食品や酢漬けなどを取り入れるのもよい方法です。

　ただし、**カリウムが高い場合は要注意**です。その場合は主治医に相談のうえ、可能な範囲で取り入れるようにしてください。

油はオリーブオイルや玄米油に加え、**MCTオイルなど**をドレッシングとして生食するのもおすすめです。MCTオイルは中鎖脂肪酸だけを抽出してあるので、吸収されやすく、すばやくエネルギーとして使われ、体脂肪として蓄積されにくいというメリットがあります。

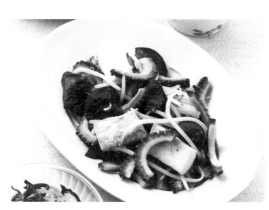

ゴーヤチャンプルはおすすめ

腎臓をよくするために避けたい
食品・調味料・調理法など

腎臓をよくするために避けたい食品は、ここまでにも部分的に述べてきましたが、それらを含めて、本章の最後にまとめておきましょう（ここでは食生活の中で避けたいものを述べています。環境中の有害物質については次章で述べます）。

①小麦・乳製品・砂糖類・加工品

一般に食品添加物や明確な有害物質のようには意識されませんが、重要なのが、**炎症を起こす食べ物を避ける**ことです。腸の炎症を引き起こしやすい食べ物は、**小麦・乳製品・砂糖類・加工品**、次項にあげるＡＧＥｓを多く含む食べ物などです。

とくに小麦製品では、**砂糖や異性化糖（果糖ブドウ糖液糖など）、ショートニング、マーガリン、乳化剤などを入れて加熱するお菓子や焼き菓子、ケーキ類、食パン**などに注意しましょう。

これらは添加物が多く、糖化しています（ＡＧＥｓを多く含む）。ヨーロッパの一部では、小麦とＩｇＡ腎症との関連を示す報告もあります。

乳製品にはリンが多いという問題もあります。加えて、砂糖がたっぷり入っている乳飲料やデザート類、クリームたっぷりのものは腸の炎症、アレルギーによる反応、自己免疫抗体をつくりやすく、炎症を助長します。

精製した砂糖は、体に有害です。腎臓病の原因疾患の筆頭は糖尿病ですが、多量の砂糖は急激に血糖値を上げ、慢性的に膵臓（糖を細胞に取り込ませるインスリンは膵臓壁にある分泌細胞から出る）に負担をかけて糖尿病の発症・悪化を促します。

食物繊維やたんぱく質を含まないジュース（**清涼飲料水**）類は、多量の砂糖を含むうえに早く吸収され、糖尿病や慢性腎臓病（ＣＫＤ）の患者さんは絶対にやめるべきものです。**果物ジュースや野菜ジュース、スポーツ飲料**も含めて避けましょう。

　糖尿病があると、精白していない黒砂糖、三温糖、てん菜糖、キビ糖なども、血糖値を急激に上げてしまうので、使いすぎには注意が必要です。このような飲み物や食べ物に加え、ストレスや慢性炎症、寝不足、運動不足などがあると、糖尿病の要因になります。食事に加えて十分気をつけましょう。

　砂糖のとりすぎは、日常的に反応性の低血糖（血糖値の急激な上昇後、急激に下降する危険な状態）の原因になり、健常な人にも糖尿病の前段階である耐糖能異常を起こしやすくします。

②ＡＧＥｓ（終末糖化産物）、それを増やす調理法

　果糖やブドウ糖などがたんぱく質にくっついてできるのがＡＧＥｓで、多くの酵素を阻害し、代謝を悪くします。糖がたんぱく質にくっつくことで、そのたんぱく質の働きを変化させてしまうのです。

　そのため、ＡＧＥｓを多くとるほど、酵素などが機能不全に陥り、代謝が阻害されて、必要な物質がつくられなくなり、不要物が処理できなくなります。また、ＡＧＥｓが活性酸素をつくり出し、炎症のもとにもなるのです。

　食品 100 ｇ中のＡＧＥｓの量をＡＧＥ値といい、単位はＫＵ（キロユニット）です。１日の上限は 7000 から 10000 ＫＵとされ、多くともこれを超えないようにすることが大切です。

　たとえば、主食ならごはんよりパンのほうがＡＧＥｓが高くなります。とくに食パンは、何も乗せずに焼くと 50 程度ですが、焼いてバターやマーガリンを乗せると約 1500、**バターを載せたあと焼くと 2500** になります。ごはんは９です。朝食をごはんから食パンに変えるだけで、これだけのＡＧＥｓを余計にとってしまうのです。菓子パンなどは、さらに多くのＡＧＥｓを含みます。

　加工品にも注意が必要です。**フランクフルトは、焼くとＡＧＥ値が 10000 を超えます。**

③人工甘味料

　ここでいう人工甘味料とは、**アスパルテーム、スクラロース、サッカリン、シロップ、果糖ブドウ糖液糖**などです。

　砂糖やＡＧＥｓがメタボリック症候群、糖尿病、アルツハイマー

食品中のＡＧＥ量の一覧表

食品名（調理法）	AGE (ku/100g)	通常量 (g)
牛肉 (生)	707	90
牛肉 (ステーキ / 超レア)	800	90
牛肉シチュー	2657	90
牛肉 (ステーキ / フライパン)	10058	90
牛肉 (直火焼き)	7497	90
フランクフルト (直火焼き)	11270	90
フランクフルト (ゆでる)	7484	90
ミートローフ	1862	90
ミートボール	2852	90
ハンバーガー	5418	90
鶏肉 (バーベキュー)	8802	90
鶏肉 (水炊き)	957	90
鶏肉 (焼く / フライパン)	4938	90
鶏肉 (唐揚げ)	9732	90
鶏肉 (蒸し焼き)	769	90
鶏肉 (丸焼きバーベキュー / 皮つき)	18520	90
ベーコン	91577	13
豚肉 (スペアリブ)	4430	90
ソーセージ (生)	1861	90
ソーセージ (焼く / フライパン)	5426	90
鮭 (生)	528	90
鮭 (スモーク)	572	90
鮭 (焼く / フライパン)	3084	90
魚 (鍋)	761	90
鱒 (生)	783	90
鱒 (焼く /25 分)	2138	90
エビ (冷凍を電子レンジ調理)	4399	90
エビ (フライ)	4328	90
チーズ (プロセス)	4470	30
バター (スイートクリーム)	23340	5
マヨネーズ	9400	5
豆腐 (生)	488	90
豆腐 (軽くソテー)	3569	90
豆腐 (ゆでる)	628	90
卵 (目玉焼き)	2749	45
卵 (スクランブルエッグ /1 分)	173	30
卵 (オムレツ / 低温 12 分)	223	30
パンケーキ	2263	30
ベーグル	167	30
フレンチトースト	850	30
ビスケット	1470	30
ドーナツ	1407	30
クッキー (チョコチップ)	1683	30
米 (生)	9	100
パスタ (ゆでる /12 分)	242	100
きゅうり (生)	31	100
玉ねぎ (生)	36	100
トマト (生)	23	100
野菜 (にんじんなどグリル)	226	100
バナナ	9	100
りんご	13	100
りんご (焼き)	45	100
干しぶどう	120	30
牛乳 (4% 脂肪)	5	250
ヨーグルト (プレーン)	3	250
りんごジュース (100%)	2	250
オレンジジュース (100%)	6	250
はちみつ	7	15
アイスクリーム	34	250
ワイン	11.2	250
コーヒー (ミルクと砂糖入り)	2.4	250
紅茶	2	250
しょうゆ	60	15
ケチャップ	13.3	15

AGE 測定推進協会の HP より転載
https://www.age-sokutei.jp/

病と関連するといわれる中、代わりに人工甘味料を使って「無糖」「糖質0」とうたっている商品を多く見かけます。しかし、これらの人工甘味料は、私たちの代謝系に影響し、**自然な砂糖よりも体に弊害**を与えます。

多くの人は「糖尿病になりたくない」「太りたくない」と思って人工甘味料を使いますが、実は、その摂取によって、かえって糖尿病になりやすくなるという報告があります。

また、人工甘味料は腸内環境を変化させて、さまざまな疾患にもかかわります。

とくに、**異性化糖（果糖ブドウ糖液糖**など）といわれる甘味料が、甘い飲料やお菓子、タレ、ドレッシングなど、多くの食品に砂糖代わりに使われています。このとりすぎは尿酸を上昇させて腎臓障害を引き起こします。

果糖ブドウ糖液糖に使われる原料はトウモロコシが多く、**ほとんどが遺伝子組み換え**（後述）といわれています。これには表示義務がありません。

「果糖は果物の糖だから悪くはないのでは？」と思う人も多いようです。果物には、確かに果糖が含まれますが、同時にブドウ糖やショ糖、ビタミン、ミネラル、豊富な水分、食物繊維、食物酵素なども含まれます。ファイトケミカルという体に有益な物質も多く含まれていて、**フレッシュな状態でとれば、総合的に体によい作用**をしてくれます。

ですから、**果糖だけをとるのと、果物をとるのとは全く違います**。ただ、**加熱して**（市販のジュースの多くは加熱殺菌処理をしています）**繊維も取り除いたジュースは、果物だけが原材料でも悪影響が強くなるので要注意**です。

④超加工品

超加工品とは、**ウインナー、ソーセージ、ハム、ベーコン、レトルト食品、冷凍食品、ファストフード**などを指します。これらが腎臓や腎臓にかかわる病気に関係することについては、多くの報告があります。

腸内細菌のバランスがくずれる**ディスバイオーシス、動脈硬化、**

高血圧、尿毒素物質やリンの上昇、ミネラル不足、インスリン抵抗性（インスリンの効きが悪くなること）、肥満、認知症などを引き起こすことが報告されています。

⑤遺伝子組み換え食品（GMO）・グリフォサート（除草剤）

　遺伝子組み換え作物とは、動物や昆虫、ウィルスや細菌からの遺伝子を組み込むことにより、その作物の持つたんぱく構造を変えたものです。こうした作物、それをもとにした遺伝子組み換え食品は、英名の頭文字をとって「GMO」と呼ばれます。いまや多くの食べ物に使われており、日本でも増えています。

　GMOは、人体から栄養素も消化力も奪い、腸内細菌の状態も変えてしまいます。また、遺伝子を操作して、その作物の持つたんぱく構造を変えてあるので、体はその作物を食物と認めず、異物とみなして、免疫システムを使って攻撃します。そして、自分の細胞まで攻撃してしまうなどの混乱を引き起こすのです。

　そのため、GMOはアレルギーや自己免疫疾患、ガンを引き起こすとされています。さらに、自閉症、ＡＤＨＤ（発達障害の一種である注意欠陥・多動症）、小児ガンなどの増加にもかかわっている可能性が指摘されています。

　現在、全世界の81％の大豆、35％のトウモロコシ、30％のキャノーラ（ナタネ）がGMOです。アメリカだけで見ると、それぞれ91％、95％、85％で、甜菜糖では90％を占めます。そのため、日本への輸出穀物で見ると、半量がGMOとなっています。

　GMOの穀物は家畜のエサとなっている場合が多いようです。とくに、外食では、GMOや、それをエサとした家畜の肉などが使われている可能性が高くなります。

　GMOを避けるには、まず、出どころのわかる食物をとることです。無農薬や国産の食物を、きちんと表示を見て買うことが大切です。GMOは、グリフォサートなどの農薬に対して耐性（影響を受けないこと）を持たせるのを大きな目的としています。そのため、GMOをとることは、グリフォサートなどの農薬を摂取することを意味します。

　グリフォサートはグリシンにリン酸が結合したもので、除草剤

として販売されています。体内に入ると、腸内の善玉菌を殺し、病原菌の成長を促します。それにより**腸の炎症**や、**リーキーガット（腸粘膜が異物を通しやすくなる状態）を引き起こし**ます。

　腸内細菌のうち、有益菌のほうがGMOの影響を受けやすいため、腸内細菌叢のバランスがくずれて**有害菌が増える**のも問題です。そのほか、GMOは解毒に大切な酵素の働きを妨げ、**大切なミネラル（鉄、コバルト、マンガンなど）を排出**させてしまいます。

　さらに、小腸の微絨毛（腸壁で栄養素の吸収のために働いている毛のような突起状の組織）が障害を受け、酵素の障害とも相まって**消化能力が低下**します。これらにより、免疫の異常やアレルギー反応が起こりやすくなってしまうのです。

　また、芳香族といわれる種類のアミノ酸やメチオニンの合成が阻害され、神経伝達物質の作用時間が短くなり、**解毒の阻害**が起こります。それが神経障害による発達障害や自閉症などにつながるといわれています。

⑥食品添加物・リン

　ここでいう食品添加物とは、**香料、発色剤**などの色調調整剤、**保存料、保水剤、乳化剤、肉**などをくっつける**結着剤**などです。

　これらの食品添加物には多くの化学物質が使われており、それを処理するときに腎臓自体に負担をかけるうえ、**腸内細菌のバランスを乱し、ミトコンドリアにダメージを与え**ます。

　前述のとおり、とくに食品添加物に多く含まれている「リン（リン酸塩）」が問題です。食品添加物のリンは、吸収されやすいうえ排泄されにくく、腎臓に大きな負荷をかけ、寿命を縮めることがわかってきています。

　リンの過剰摂取を防ぐには、**食品添加物をなるべくとらない**ことが大切です。食材を購入するときには、必ず表示を確認してください。また、加工品にはほとんど添加物が使われています。**肉や野菜は、素材そのものを買いましょう。**

　食品添加物のうち、**亜硝酸ナトリウムなどの発色剤**は、肉や魚のアミンという物質とくっつくと、ニトロソアミンという**発ガン物質を生成**します。発色剤は、加工したウィンナーやソーセージ

に多く使われていますが、これは最悪の組み合わせです。肉から発生するアミンと発色剤の成分から、危険なニトロソアミンが発生してしまうからです。ウインナーやソーセージは、**保存料（ソルビン酸など）**などほかの添加物も多く含むうえ、加熱した肉や魚が使われているので、**二重三重の意味で未消化物をつくり、腸に負担をかける**のも問題です。

　加工肉の弊害については、多くの調査がされており、有害なトリメチルアミン－N－オキシド（TMAO）をつくり、AGEsや無機リンも多く含み、**腎不全を増やして死亡率を上げる**ことが報告されています。

　また、**加工肉に含まれるナトリウムは、塩分として最も避けたい**ものです。天然塩や発酵調味料を減らす前に、これらの加工塩や精製塩を減らすべきです。

⑦トランス脂肪酸

　脂肪・油は、私たちの体には必須の栄養素ですが、中には避けたい種類があります。その筆頭が、マーガリンやショートニングの材料になっているトランス脂肪酸です。

　常温で液体である植物油を、バターのような半固形にして使いやすくするために、水素を添加して作ったのがトランス脂肪酸で、たいへん不自然な脂肪酸です。

　非常に消化されにくく、腸に大きな負担をかけ、動脈硬化、心臓病、認知症などのリスクを高めるといわれています。

　細胞膜は原材料として脂肪酸を必要としますが、その脂肪酸は口から摂取したそのままの形のものを使います。**不自然な脂肪酸が取り込まれた細胞膜には、抗体が攻撃したり、免疫細胞が反応したりするほか、活性酸素の発生や炎症が起こりやすくなります。**また、脳の神経伝達物質がうまく伝わりにくくなり、**うつや精神疾患も招きやすく**なります。

　トランス脂肪酸の多量摂取は、**血栓をつくりやすいリポたんぱく質(血中の脂質の運搬役)や中性脂肪を増加**させることもわかっています。

　以前は、マーガリンなどは植物性だから体にいいといわれてい

ましたが、このような弊害があることがわかり、アメリカの大手ハンバーガーメーカーでは禁止され、ヨーロッパでは使用されていません。

マーガリン以外に、**ショートニング**は非常に多くのお菓子などに含まれており、電子レンジで作るポップコーンやファストフードのポテトにも含まれています。また、高温で揚げ物を作ると生成されます。その際は、同時にＡＧＥｓもできてしまいます。

自然の油でも、不飽和脂肪酸が多い**リノール酸**（植物油）は、加熱で酸化しやすく、加熱するとトランス脂肪酸にも変化しやすいので、なるべく使わないようにしましょう。**いい油でも、高温で長時間熱するとトランス脂肪酸が作られる**ので、質のいい油ほど、新鮮なものを生でとるようにしましょう。

揚げ物は避け、油の加熱は最小限に抑えましょう。オレイン酸とリノール酸をバランスよく含む**米油や玄米油、オリーブオイルが生、加熱料理ともにおすすめ**です（オリーブオイルのうち、エクストラバージンは酸化しやすいので生でとりましょう）。

バターのたんぱく質を取り除いた**ギーバター**も、加熱調理で酸化しにくいのでおすすめです。また、魚の油に含まれるＥＰＡ（エイコサペンタエン酸）やＤＨＡ（ドコサヘキサエン酸）は現在の食生活では不足しがちなｎ－３系の多価不飽和脂肪酸で、抗炎症作用、血液サラサラ効果、うつや脳のダメージを回復させる機能などを持っているすぐれものです。

これらは、魚そのものをいただくことで摂取できます。**魚は揚げ物などの高温調理は避けて、刺身や焼き魚、煮魚**などがおすすめです。

このほか、**エゴマ油やシソ油**などもｎ－３系の多価不飽和脂肪酸が豊富です。これらは加熱すると酸化しやすいので、**ドレッシングやかけ油として生食**するのが基本です。

ＣＫＤの人は、常に慢性炎症を抱えているので、サルコペニアやフレイルのリスクが高いのです。それだけに、前章で述べたたんぱく質の摂取とともに、適度な運動を行うことがすすめられます。

第 3 章

腎臓をよくするセルフケア

「安静第一」→
「適度な運動を推奨」になった

　本章では、食事以外の日常生活で、慢性腎臓病（CKD）の人が心がけたいことや、気をつけたいことをご紹介します。

　最初は「運動」です。

　近年、腎臓病に対する「運動」の意味が大きく変わりました。

　従来、運動は、腎機能が低下した人にとっては「大敵」とされていました。腎臓病の人が運動をすると、たんぱく尿が出るため、腎臓病の治療には「安静第一で運動は厳禁」とされていたのです。

　しかし、近年、腎臓病があっても、「**ハードすぎない運動であれば、やったほうがよい**」「**むしろ腎機能の改善が期待できる**」といわれるようになってきました。

　運動不足は血流の低下、つまり3大悪化要因の1つ、酸素不足につながります。これは、腎臓病の悪化を招きます。実際、腎臓病の運動療法を調査すると、安静にしているより、**軽度な運動を継続的に行って、血流を促すほうがよい**とわかってきたのです。

　運動したときのたんぱく尿は一時的な現象で、長期的に見ると逆にたんぱく尿が抑えられることもわかってきました。

　2011年には、日本腎臓リハビリテーション学会が設立され、以後、腎臓病の運動療法が普及しつつあります。

　現在では、人工透析を受けている末期腎不全の患者さんにも、適度な運動が効果をもたらすことがわかり、ベッドで血液透析を受けている間に、下半身でペダルこぎなどの運動をすることが推奨されています。透析患者さんに限らず、**どんな段階のCKDでも、無理がない範囲の適度な運動は、悪化の抑制や改善に役立つ**ことがわかっています。

　ずっと同じ姿勢を続ける座業の人について調べた研究で、「たんぱく尿が増える」「寿命が短い」などの報告もあります。仕事などで座っている**時間が長い人は、日頃、定期的に立ったり、背伸びやマッサージをしたりして体を動かし、血流を促しましょう。**

運動をして筋肉を減らさない

　運動不足が続くと、筋肉が減っていくのも問題です。

　とくに高齢者の場合、通常１日7000 ～ 8000 歩歩いていた人の歩数が2000 歩に減ると、それだけで筋肉量が４％減るというデータもあります。この研究では、「減った４％分の回復には、週3回のトレーニングを３ヵ月続ける必要があった」としています。

　日頃の食事で十分なたんぱく質をとりながら、少なくとも週3回くらい運動すると、筋肉の減少阻止に役立ちます。

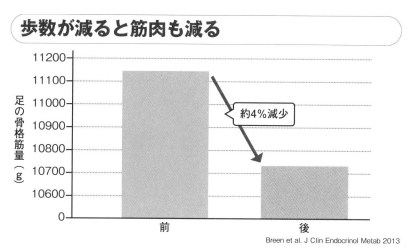

歩数が減ると筋肉も減る

足の骨格筋量（g）

約4%減少

前　　　　　　　　　後

Breen et al. J Clin Endocrinol Metab 2013

通常、1日7000 ～ 8000歩歩いていた高齢者が、2週間、1日2000歩に減らすと、筋肉量が4%減少した。これを元に戻すのに、週3回の筋力トレーニングを３ヵ月続ける必要があった

　運動の種類としては、負荷をかけて筋トレを行う「レジスタンス運動」が効果的とされています。これは、スクワットや腕立て伏せなど、日常的にできる運動でかまいません。こうした運動を取り入れると、サルコペニアやフレイルを防ぐのに役立ちます。

　筋肉は、何もしなければ20 ～ 30 代をピークに減っていきます。サルコペニアやフレイルは、そこに運動不足、栄養不足などが重

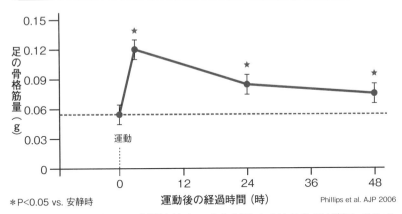

運動で筋肉を増やす効果は2日間ほど続く

＊P<0.05 vs. 安静時　　運動後の経過時間（時）　　Phillips et al. AJP 2006

運動後は2日間ほど、たんぱく質を筋肉に変えようとする体の作用が続く。そこで、日頃の食事で十分なたんぱく質をとりながら、運動を週3回くらいやると、効率よく筋肉を維持できる

なって起こりますが、慢性的な炎症も深くかかわっています。

　体に慢性的な炎症があると、筋肉の合成が低下したり、分解が促進されたりします。また、食欲が低下してたんぱく質の摂取量が減ることや、炎症に対応するために、常に余分なエネルギーを消費することも問題です。

　慢性腎臓病（CKD）の人は、常に慢性炎症を抱えているので、サルコペニアやフレイルのリスクが高いのです。それだけに、良質なたんぱく質の摂取とともに、適度な運動を行うことがすすめられます。

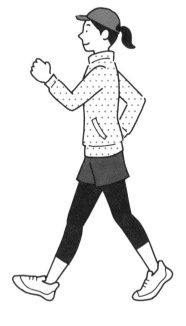

自分に合う
無理のない運動を続けよう

　実際にどんな運動がよいかは、人によって違います。

　たとえば、これまで全く運動をしていない人なら、家の周りを５分ほどかけて一周することからスタートしてもよいでしょう。外に出たくなければ、家の中でラジオ体操をしたり、ちょっとしたストレッチから始めたりしてもかまいません。

　足の関節が痛い人や、腎臓病以外にも病気があってウォーキングなどの運動が難しい人なら、座った状態で手を上げ下げしたり、回したりと、上半身を動かすだけでもよいのです。

　逆に、もともと運動している人なら、やりすぎに注意することも大切です。「運動が腎臓病によい」といっても、あくまでも「適度な運動」であって、過度な運動はすすめられないからです。

　私のクリニックの患者さんにも、慢性腎臓病（ＣＫＤ）がありながら、マラソンを続けている人がいます。腎臓のためには控えてほしいところですが、「マラソンが生きがい」とおっしゃっているので、「やめてください」とはいえません。定期的に腎機能を診て、「脱水にならないように」など、必要なアドバイスをしながら続けてもらっています。その人は、当院に来られるようになってから13年目になりますが、幸い腎機能は悪化しないでキープできているので、マラソンを続けることが可能なのです。

　運動中の脱水などは、全ての人に注意していただきたいことですが、すすめられる運動の程度は、その人の体力や筋力によっても違ってくるので、一概にはいえません。主治医とも相談しながら、ご自分にとっての適度な運動を続けるようにしてください。

　なお比較的、強度の運動ができる状態でも、夜間に激しい運動をするのは避けましょう。夜間に激しい運動をすることで、交感神経（活動時に活発になる神経）の働きが強くなり、睡眠の妨げになったり、生体リズムが乱れたりする原因になるからです。生体リズムからは、運動は朝や日中に行うことがすすめられます。

寝る前の過ごし方を見直し質のよい睡眠を

　誰にとっても睡眠は必要ですが、とくに慢性腎臓病（ＣＫＤ）の人には非常に大事です。睡眠時間が短いと、腎障害になりやすく、腎臓病になったあとの進行スピードも速いという報告があります。

　睡眠を促すメラトニンというホルモンは、夜になると分泌が増え、朝は減るというサイクルを持ち、それが生体リズムをつくる重要な要素になっています。メラトニンは、脳の松果体という部位から分泌されますが、夜になって太陽光に含まれるブルーライト（紫外線の波長に近い青い可視光線）がなくなることで増えるしくみになっています。

　睡眠をとる夜の時間帯に、副交感神経（自律神経のうちリラックス時に活発になる神経）の働きが強まって、内臓を修復し、エネルギーを補い、体と心を癒すようになっているのです。

　脳には、自律神経の働きを司る一番上位の器官である視床下部があります。視床下部をよい状態に保つためにも、睡眠でゆっくり心身を休めることが必要です。

　睡眠が妨げられると、メラトニンを分泌する松果体の働き、ひいては時計遺伝子が乱されます。その原因となるのが、化学調味料やカフェイン、神経の興奮やストレス、夜間の激しい運動などです。これらは脳の炎症を引き起こして寝不足の原因となります。

　時計遺伝子は解毒も制御しているので、睡眠に問題があると解毒がうまくできなくなります。ＣＫＤの人が睡眠不足に陥って解毒が不十分になれば、ますます腎臓への負担が増すことになります。

「寝つきが悪い」「よく眠れない」「眠りが浅くてすぐ目が覚める」など、睡眠にトラブルがある場合は、寝室の環境や寝る前の過ごし方を見直しましょう。

よい睡眠をとるために気をつけたいこと

1) 寝る前にテレビを見たり、パソコンや スマホを操作したりしない

寝る前に、これらの機器が発するブルーライトを見たり、浴びたりすると、生体リズムが混乱し、眠りが妨げられる

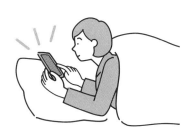

※自然環境の中では、ブルーライトは昼間の光

2) Wi-Fi のスイッチは切って寝る

Wi-Fi によって飛んでいる電波も、生体リズムを乱す

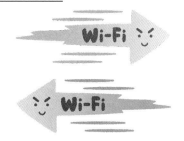

3) 寝る1時間ほど前に入浴し、しっかり 湯ぶねにつかって体温を上げる

入浴で上がった体温が、ゆっくり下がるときに副交感神経の働きが強まることで、自然な眠気が起こる

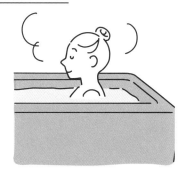

適度な日光浴で ビタミンＤの産生を促そう

　睡眠の確保とともに、慢性腎臓病（ＣＫＤ）の人におすすめしたいのが、日中に適度な日光浴をすることです。第２章でお話ししたように、腎臓病の人は体内でビタミンＤができにくくなっています。それに加えて日に当たる時間が少ないと、皮膚でできるビタミンＤが減り、さらにビタミンＤ不足のリスクが高まります。

　できるだけ効率よく体内で使える形のビタミンＤ（活性型ビタミンＤ$_3$）ができるように、積極的に日光を浴びましょう。何分くらい浴びればいいかについては、下表のような報告があります。

　もちろん場所や天気によって違ってくるので、これを目安に、適度に日に当たるようにしましょう。日焼けによる炎症や脱水を起こさないよう、十分に注意してください。また、日中に日を浴びることは、日内リズムを整えるためにも役立ちます。

適度な日光浴でビタミンＤを補おう

皮膚から目標ビタミンＤ量（5.5μg）を つくるために必要な日照時間

日照時間（分）	7月	12月
朝9時	5.9	106.0
昼12時	3.5	22.4
午後3時	10.1	271.3

顔と両手を露出した状況（茨城県つくば市）
日本人の食事摂取基準（2020年度版）
https://mhlw.go.jp/content/10904750/000586553.pdf

※たとえば7月の昼12時なら数分、12月なら20分ほどの日光浴が 目安とされる（顔と手を露出する。茨城県つくば市の場合）。

気軽なストレス解消法を
見つけよう

　慢性腎臓病の人には、ストレスのケアも重要です。

　日頃、私たちは多くのストレスを抱えています。広い意味では有害物質などの物理的なストレスもありますが、ここでは主に精神的ストレスについて述べます。イライラ、怒りや不安、恐怖などは、大きなストレスとなります。それらの強いストレスがあると、交感神経の働きが強まって体が戦闘モードになり、心臓や呼吸器の働きは高まる一方。そのほかの臓器の働きは抑制されます。

　交感神経が刺激されると、興奮系の神経伝達物質の一種であるグルタミン酸が過剰につくられ、ストレスに対抗する副腎皮質ホルモンの産生が増します。その結果、ますます交感神経の過緊張や副交感神経の抑制が起こり、血管が収縮して血流が低下します。そして、炎症が引き起こされ、解毒や排泄機能も低下します。

　ストレスは、多くの解毒、排泄にかかわる遺伝子の働きを抑制します。たとえば、怒りによって、体の炎症が引き起こされることもわかっています。タバコを吸っていない人でも、精神的ストレスが多いと、肺に炎症を起こすことが報告されています。

　何かと交感神経が強まりやすいストレス社会ですが、できるだけリラックスして、副交感神経の働きを高めていきましょう。

　自分なりのストレス解消法を見つけましょう。手軽にできるちょっとしたことで、気持ちが落ち着く場合もあります。

　あまりにも強いストレスは、可能であれば、最初から避けることも大切です（苦手な人とは無理につき合わないなど）。

　ストレス対策としても、正しい食事、消化力をつけることが役立ちます。寝る4時間前には食事を終えておくのがベストです。消化を必要とする状態での睡眠は眠りを浅くし、未消化物を体内に増やすことになるからです。

　そのほか、爪もみ（P140の写真参照）や、温冷シャワーの交代浴、乾布摩擦なども有効です。

自分なりのストレス解消法を見つけよう

・苦手な人、イヤなことは避ける
・爪もみをする（下の写真参照）
・温冷シャワーの交代浴
・乾布摩擦
・マインドフルネス（瞑想の一種）
・ヨガ、アロマなど
・「ただ何もしない」時間を作る
・旅行に出る。森林浴に行く
・散歩する。体を軽く動かす
・深呼吸する
・近所の神社で手を合わせる
・自宅の仏壇に向かって目を閉じる　など

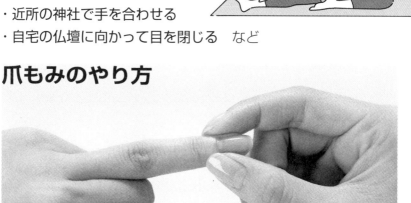

爪もみのやり方

①両手の爪の生え際を、反対側の手の親指と人さし指で両側からつまみ、押しもみする。
②両手の5本の指を、10秒ずつ刺激する。特に痛い指や、違和感のある指は、20秒ずつ刺激するとよい。
＊以上、ひととおり刺激しても、全部で2分ほど。
＊1日1〜2回、毎日続ける。
＊特に下半身の不調がある人は、足の爪の生え際を、手と同様に刺激する。

140

薬やサプリメントは
最低限にする

　次に、腎臓を守るために日常生活で避けたいものや、使い方に気をつけたいものをまとめておきましょう。

　まず、薬やサプリメントについては十分な注意が必要です。**腎臓は、薬やサプリメントの成分を代謝する主要な器官なので、多くとるほど腎機能の悪化につながります**（腎臓専門医と相談のうえ、とっているときは除きます）。

　なかでも気をつけてほしいのが、**痛み止めや熱冷ましとして使用されるNSAIDs**（非ステロイド性抗炎症薬）です。この薬は、腎臓の血流が乏しくなって起こる「**虚血性腎障害**」を起こしやすいことが知られています。薬剤服用から1ヵ月以内に発症することが多く、腎機能の低下とともに、浮腫（むくみ）、高カリウム血症などを伴うことがあります。

　高齢者はこの薬で脱水を起こし、それによって、より強い虚血性腎障害を起こす例もみられます。**アレルギーによる急性間質性腎炎（AIN）、ネフローゼ症候群**などを発症することもあります。NSAIDs以外の鎮痛解熱剤として、安全とされている**アセトアミノフェンでも腎障害を起こした例**があるので要注意です。

　ほかにも、表にまとめたような薬剤が腎機能悪化の原因になり得ます（薬の商品名の具体例は巻末の表を参照してください）。

　これらを使用したことがある方は、その時点で腎機能障害が起こったり、腎機能が低下したりしていた可能性があることを念頭においてください。以上のような薬を処方されたとき、されそうなときは、主治医に腎障害悪化の懸念を伝えて、よく検討してもらいましょう。

　とくに腎不全の患者さんは、本来の腎臓の働きがかなり低下しているので、薬による腎臓への負担はできるだけ避けたいものです。ただし、必要に応じて投与されている薬を、勝手にやめるのは危険です。主治医に、「この薬は何のためのもので、本当に必

要か」をひとつずつ尋ね、確認と相談をしながら、可能な限り減らしていきましょう。他科の先生から出される薬も、腎臓内科の医師に相談して飲むようにしてください。

　腎障害を起こしやすいことを明記されている薬以外でも、多くの薬が腎障害を引き起こす危険性があります。市販薬を含め、無用な薬は使わないことです。

　また、漢方薬など、体によさそうなイメージがあるものでも、腎障害の報告があります。

　サプリメントにも注意が必要です。輸入品のなかには、原材料が表記されていないものが含まれていることもあるので要注意です。骨粗鬆症予防としてよく処方される**ビタミンＤの製剤やサプリメント**は、カルシウム製剤と併用すると、高カルシウム血症を招き、電解質のバランスをとるための多尿をきたし、**急性腎障害などのさまざまな腎障害を引き起こす**ことが知られています。

　これらは医療機関で同時に出されることもありえますが、通常、その場合は定期的に血液検査を行ってカルシウムの血中濃度などをチェックします。市販もされているので、主治医に相談なく併用するのはやめましょう。

　ハーブの場合、腎障害に直結するものは少ないのですが、体質によってアレルギーを起こす人もいます。**「ハーブやサプリメント、漢方薬なら安全」と決めつけないようにしてください。**

腎臓の負担になる主な薬剤

- ・ＮＳＡＩＤｓ（非ステロイド性抗炎症薬）
- ・利尿剤
- ・抗生物質をはじめとする抗菌薬
- ・抗ガン剤
- ・抗てんかん薬
- ・胃酸を抑制する薬（Ｈ２ブロッカーやプロトンポンプ阻害薬）
- ・造影剤
- ・躁鬱病などに使われるリチウム製剤
- ・金製剤やＤ－ペニシラミンなどの抗リウマチ薬
- ・降圧剤のヒドララジン
- ・抗不整脈薬のプロカインアミド　など

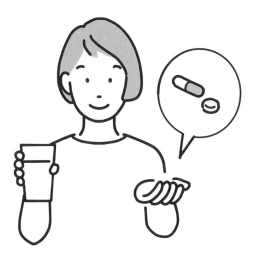

無用な薬は使わないようにしよう

禁煙し、お酒はやめるか
少量を楽しむ程度に

　タバコにはダイオキシンなどの多くの有害物質が含まれます。

　アルコール飲料にも注意が必要です。タバコ・お酒ともに**腸内細菌叢を乱し、肝臓に負担**をかけます。

　また、**お酒は尿酸値を上げ、脱水**を起こします。日本人には、アルコールを代謝する酵素を十分に持っていない人が多く、アルコールには**発ガン性**があることもわかっています。栄養吸収障害も起こします。

　また、アルコールを飲むときには、塩辛いものを食べたくなったり、自制がきかなくなったりすることが多いので要注意です。

　それでも飲みたいからと、ノンアルコールや糖質カットの飲料を選ぶと、ほかの問題があります。そのようにうたっている飲料には、有害な**人工甘味料**などが使われていることが多く、**糖尿病や動脈硬化などをより悪化させる**ことになりかねません。

　いずれにしても、アルコール類を飲むと、夜ふかしをして不規則な生活になりやすいのも問題なので、やめられたらやめるのがベストです。「やめるのは無理」「かえってストレスになる」という場合は、少量を楽しみながら飲むようにしましょう。

　タバコについては、腎臓に負担を与えるだけでなく、発ガン性や副流煙（タバコの先から出る煙が側にいる人に害を与える）の問題もあるので、吸っている人は禁煙しましょう。

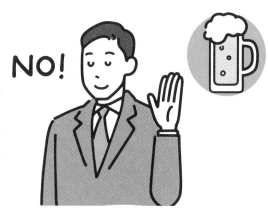

お酒はやめるのがベスト

環境毒もできる範囲で
避けることが大切

　カドミウム、鉛などの有害金属（次項でまとめます）、除草剤のパラコート、有機溶剤など、私たちの身のまわりにある**多くの環境毒が腎障害を起こします**。これらは、細胞や物質を酸化させるフリーラジカルを発生させたり、再吸収されるときに尿細管に傷害を起こしたりするのです。

　含まれているものとしては、さまざまな化学薬品、化学製品の原料、塗料、印刷や金属部品の洗浄過程で使われる薬品、接着剤、ベンジン、ヘアスプレー、フェルトペン、ガソリンや灯油、軽油などがあります。これらは、**一過性の暴露**（ふれたり、揮発成分を吸ったりすること）**でも腎臓の糸球体や尿細管に傷害をもたらし、免疫異常を起こす**とされています。

　そのほかの農薬や化学物質も問題です。化学物質としては、**食品用のプラスチック容器**などに使われるビスフェノールＡ（ＢＰＡ）、**歯みがき剤やうがい薬**などに含まれるトリクロサンなどがあります。

　これらは、**ミネラル不足**や**有害な活性酸素**の増加を招きます。さらに、後述するデジタル毒（有害な電磁波）のように、血流障害や自律神経の障害になるものも多く存在します。

　以下のような揮発性溶剤は、**腎障害だけでなく、肝障害、中枢神経障害を起こす**ことが知られ、また**発ガン性**が認められています。職業などで高濃度に暴露する方は、定期的な検査が必要です。

テトラクロロエチレン

　ドライクリーニングなどで使用されます。揮発性なので、**ドライクリーニングに出した衣類は、必ず袋から出して、しばらく風を通しておくこと**が大切です。できれば、水洗いやオゾンによるクリーニングをお願いしてみましょう。

ベンゼン

　ガソリンやタバコ、排気ガス、**接着剤**、**ペンキ**、**ワックス**、**洗剤**、**スチレン**、**合成ゴム**などに含まれます。**アルコール**も、飲むと体内でベンゼンがつくられます。活性酸素を生む原因になります。

スチレン

　発泡スチロールや**スチレン性の食器**（スーパーマーケットなどで食材や総菜を入れてあることが多い白い容器）、**カーペット**、**プラスチック製品**、**タバコの煙**など、多くのものに含まれています。暖かいものをスチレン容器に入れると、スチレンが溶け出てくる場合があるので、入れないようにしましょう。

トルエン

　ペンキや**接着剤**、**有機溶剤**、**ガソリン**、**ネイル**、**染み抜き**、**タバコの煙**などに含まれています。

キシレン

　石油に含まれ、薬剤などの原料として使われます。

　化学物質を完全に避けるのは無理としても、不要なものや、ふれたり、吸い込んだり、溶け出させたりすることを避けられるものは、できるだけ避けましょう。

身のまわりに蔓延している
有害金属に注意

　日常生活では、多くの有害金属と接する機会もあります。金属によって、排泄する臓器や親和性（蓄積しやすさ）が違います。とくに腎臓に親和性が高く、傷害を起こしやすいのは**カドミウムと鉛、水銀**です。これらは、**腎臓に直接の傷害を加える**だけでなく、他の有害物質と同様に、**酵素の活性を阻害し、ミトコンドリアにダメージを与え、ホルモンバランスを乱し、腸内環境を悪化**させて、二次的な意味でも腎障害の要因となります。

　金属によって体内にとどまる時間が違い、それが長いものほど、排泄する臓器にトラブルを起こしやすくなります。トラブルを起こせば、さらに排泄されにくくなり、体に蓄積していきます。気をつけたい主な有害金属について、以下にご説明しましょう。

カドミウム

　カドミウムは、タバコ、**自動車の排気ガス、電池や電子機器、プラスティック、ガラス、陶磁器、画材、金属のコーティング**などに含まれます。とくにカドミウムに注意しなければならないのは、喫煙者です。

　また、日本人は**米を食べる**ので、**土に含まれるカドミウム**を知らない間に摂取しています。カドミウムは**活性酸素を誘導**します。また、**解毒に大切なグルタチオンをつくる酵素**や、それをリサイクルするための酵素、活性酸素を消去してくれる酵素（SODやカタラーゼ）を阻害します。

　カドミウムは、全身に行きやすいのですが、とくに腎臓の尿細管に傷害を起こしやすく、次いで肝臓にダメージを与えます。腎不全、骨折しやすさ、自己免疫疾患、糖尿病、肥満などとの関連も報告されています。

鉛

　鉛は、**自動車の蓄電池やポリ塩化ビニル（ＰＶＣ）のプラス
ティック、クリスタルガラスや陶磁器、魚釣り用のおもり、古い
水道管、鉛含有のガソリン(飛行機の燃料)** などに含まれています。

　鉛は近位尿細管（糸球体に近い場所にある尿細管）に蓄積しや
すい性質があります。蓄積すると、尿細管障害を起こしやすくな
ります。そのほか、**骨、歯、脳へ蓄積しやすく、しかも長期間、
排出されにくい**といわれています。半減期（濃度や量などが半分
になるまでの期間）は、骨にたまっている場合、25年から30年
とされます。

　避けられるものは、できるだけ接触や使用を避けましょう。

水銀

　水銀は、さまざまに形を変えて、私たちの周囲に存在していま
す。**歯科用の詰めもの**に使うアマルガムの中には水銀が含まれて
います。これを**噛んだり、歯ぎしりや歯ブラシでこすったり**する
と、気体状の水銀が放出されて、吸気とともに吸い込んでしまい
ます。

　そのほか、**魚や甲殻類、プラスティックや印刷用インク、有機
水銀系の農薬、電球**に含まれます。

　炭素を含む有機水銀と含まない無機水銀があり、有機水銀のほ
うがより毒性が強く、とくに脳や神経系に蓄積しやすい性質があ
ります。無機水銀は、腎臓、肺、脳への影響が出やすいことが知
られています。どちらの水銀も、炎症を引き起こすサイトカイン
（細胞から放出される物質）を誘導し、**全身に炎症を引き起こし
やすく**します。

ヒ素

　ヒ素は、**土や水**に多く含まれています。**殺虫剤、穀物、魚介
類、ガラス、顔料**などに含まれ、**電子機器**や**合金**にも使用されま
す。ヒ素はイオン化、有機物、無機物、ガスなどの形で存在しま
すが、無機質なタイプのものは重症な急性中毒や慢性中毒を起こ

します。有機物は比較的毒性が低く（ただし蓄積すれば有害です）、多くの食品に含まれています。

　含まれる食品としては、米、魚、鶏肉、ビール、ワイン、リンゴ、リンゴジュース、アブラナ科の野菜（カリフラワー、キャベツ、大根、白菜、ブロッコリーなど）、海産物や海藻類などがあります。

　たとえば、海藻類に含まれる有機ヒ素化合物（アルセノ糖）の毒性に比べ、**無機ヒ素の毒性は 600 倍以上強い**といわれています。ヒ素中毒は、急性の場合、急性腎不全を起こすことがあります。慢性的には、爪の変化や肝障害、腎臓ガンや皮膚ガン、肺ガン、膀胱ガンなどが認められています。

有害金属の血液中での半減期

有害物質	蓄積／排泄	血液中での半減期
カドミウム	腎	1 ヵ月、10-20 年、2 相性
鉛	骨	30 日
水銀（無機）	尿	3 日、20 日、2 相性
ヒ素（無機）	尿	10 時間、30 時間（1.5 日）300 時間（8 日）、3 相性
ヒ素（有機）	尿	1 時間

完全カットは無理でも
デジタル毒を防ぐ生活を

　私たちの体には微量の電流が流れています。そのために多くの生体活動ができるのです。こうした**人体の微妙な電位を乱すのがデジタル毒（有害な電磁波、静電気、ブルーライト）**です。

　電磁波は、細胞間の伝達を混乱させ、間違った情報を伝える可能性があります。腎臓に影響しやすい血流障害、ミトコンドリアへのダメージ（腎臓はミトコンドリアを多く含みます）、ホルモンバランスをくずす（血圧、代謝の障害を起こす）などの弊害が報告されています。人が作った電磁波は、雑音（ノイズ）を多く含み、よりダメージが大きくなります。

　私たちは、そうした**人工的な電磁波**を、**Ｗｉ−Ｆｉ**、**コンピューター**、**スマートメーター**、**テレビ**、**コードレス電話**、**携帯電話**、**電波塔**、**アンテナ塔**、**高圧電線**などから知らない間に受け取り、生体的にも化学的にも干渉を受けています。**飛行機**や**新幹線**の中でも、また家の中の**電気カーペット**や**電子レンジ**、多くの電化製品からも電磁波の影響を受けているのです。

　とくに、筋肉量が少ない**女性**や**高齢者**、細胞が未熟な**幼児**や**子ども**は影響を受けやすいとされています。

　直接の障害以外にも、有害な電磁波の慢性的な反応として、睡眠障害やストレス、糖尿病になりやすいことなどがいわれています。また、電磁波は活性酸素の生成促進や炎症を起こすので、動脈硬化などにも関係するという報告があります。

　そのほか、電磁波過敏症、短期記憶障害、抑うつ、自殺念慮（死にたいという気持ちを持つこと）、男性不妊症、神経変性疾患、ガン、歯科的なトラブル（口腔内金属との反応を含めて）、耳下腺への影響などとの関連が示唆されています。

　デジタル毒はあらゆるところにあり、完全に遮断することはで

きませんので、よほどの過敏症でなければ、大規模な対策までする必要はないでしょう。デジタル毒対策を徹底しようとすれば、文明生活を断つことになるので、うまく共存することを考えましょう。

それには、せめて**夜だけでも、デジタル毒を避ける対策を行う**ことです。できれば、夜の**10時以降は、電化製品やＷｉ－Ｆｉを切りましょう。**

電磁波は強さと距離によって影響が変わります。携帯基地局アンテナや高圧電線などは、さえぎるものがなければ、できれば5km程度は離れて生活することをおすすめします。また**電子レンジなどの使用時は、1mは離れておきましょう。**

電磁波を中和するハーモナイザもあるので、利用するのも1つの方法です。身に着けるタイプ、部屋に置くタイプ、家全体をカバーしてくれるもの、コンピューターなど個別の電化製品に使用するものなどがあります。

静電気は血流を妨げ、かゆみやイライラの原因となります。電気を通す素材の多く含まれるもの（ビニールクロスやプラスティック）が多い家や、肌に着けるものに**化繊**のものや**金具**がついたものが多いと、静電気が多く発生します。そこで、自然な素材のものを身に着けるようにする、可能なら住環境も見直すようにすると、とても体が楽になります。

ブルーライトを含め、今の社会は音や光などの過剰な刺激が多すぎます。過剰な刺激は、脳のグリア細胞（中枢神経系を構成する神経細胞以外の細胞）を活性化し、炎症を招きます。その結果、不安、頭痛、てんかん、イライラ、多動、アルツハイマー、うつ病、不眠症、神経障害などを引き起こします。

ときには、自分の心身のために、部屋を真っ暗にして目を閉じ、静かに、何も刺激のない状態を作ってあげましょう。1日数分でもかまいません。

たまには自然の森に出かけたり、土や砂の上を裸足で歩いたりして、アーシング（体の電気の放出）を行うのもよいでしょう。

第 4 章

腎臓をよくする最新の治療法

慢性腎臓病の保存期の主な治療法

　慢性腎臓病（ＣＫＤ）の新しい食事療法をご紹介するのが本書の主目的ですが、最後に治療についての基本的なことと、最近のトピックをお知らせしましょう。

　ＣＫＤで、人工透析などの腎代替療法が必要になる前までの期間を「保存期」といいます。保存期の基本的な治療法は、以下の４つです。

①もとになっている病気の治療を行う

　まず、ＣＫＤのもとになっている病気（基礎疾患）の治療を行います。

　第１章でお話ししたとおり、ＣＫＤのもとになる病気として、最も多いのは糖尿病性腎症、次いで腎硬化症、慢性腎炎（慢性糸球体腎炎）などです。

●糖尿病性腎症の場合

　糖尿病を進行させないように、食事の管理や体重コントロールなどを通じて血糖値の安定化を図ります。

●腎硬化症の場合

　原因となっている高血圧や脂質異常症に対して、食事療法や運動療法などで改善を目指します。

　これらの治療には大部分の場合、薬も使われますが、薬は腎臓への負担になるため、**食事療法や体重コントロールを重視しながら、最低限の薬を使う**という配慮が必要です。

　ＣＫＤのもとになる病気として３番目に多い慢性腎炎のうち、多くを占めるのが**ＩｇＡ腎症**ですが、この病気の**改善率はめざましく高くなってきています**。これについては後述します。

　このほかの基礎疾患、たとえば膠原病によるＣＫＤの場合も、必要な薬を厳選しながら膠原病の治療を行うことになります。

②腎臓に負担をかけないようにする

多くの薬剤は腎臓への負担となります。不要な薬の中止や可能な範囲の減薬を行ったり、腎臓への負担が大きい薬をほかの薬に変更したりすることも、重要な腎臓病の治療です。

腎臓への負担を減らすには、喫煙や過度な飲酒をやめ、添加物や加工品を減らし、ストレス、睡眠不足、激しい運動、脱水などを避けることも大切です。本書で述べている避けたい食品や、環境毒なども、できるだけ避けましょう。

③合併症のケア

腎臓が悪くなったために起こった合併症の治療やケアを行います。たとえば、貧血が進めば、赤血球をつくらせるホルモンであるエリスロポエチンを補充します。血液が酸性になれば、それを修正する治療、腎臓による血圧の上昇があれば下げる治療を行います。必要に応じて、ビタミンＤの補充や便秘薬の投与なども行われます。

④食事指導

ＣＫＤの治療では、食事指導（食事療法）がたいへん重要です。ただし、その内容が従来とは変わりつつあること、栄養素の質やとり方を重視した真に効果的な食事療法を行うべきであることは、第２章で述べたとおりです。本書でご紹介している食事法は、**基礎疾患が何であっても、体によいもの**になっています。

ＣＫＤの保存期には、これらの治療法を行い、できる限り腎機能の保持に努めます。それでも徐々に腎機能が落ち、末期腎不全といわれる状態（ＧＦＲのステージでＧ５）になると、人工透析療法などの腎代替療法が検討されるのが、従来の流れでした。

しかし、最近、この部分でも変化がみられています。腎臓そのものに効果をもたらす新薬が承認され、用いられるようになってきたのです。

腎臓そのものに効く新薬が登場

　多くの病気には薬剤療法が用いられますが、腎臓の場合、「腎臓に効く薬」、つまり進行を止めたり、改善したりする薬は、ずっと存在していませんでした。

　慢性腎臓病（CKD）のもとになる病気の治療には、たとえば高血圧の場合なら、食事や生活改善を行いながら、血圧のコントロール作用と腎保護作用のあるアンジオテンシンⅡ変換酵素阻害薬（ACE阻害薬）やアンジオテンシン受容体拮抗薬（ARB）、エイコサペンタエン酸（EPA製剤）など、**腎臓の機能を悪化させないタイプの薬を選んで慎重に使う**ことは、これまでも行われていました。

　それによって、腎機能を維持できたり、ある程度初期の段階では回復したりすることが、経験的に知られてきたのです。

　しかし、腎臓そのものに効く薬はないというのが定説で、健康保険の適用上も、腎不全に対する治療薬は存在していませんでした。

　しかし、2021年に、ある薬が初めて腎不全治療薬として認定されました。もともと**糖尿病の薬**として使われてきた（現在も使われている）「ＳＧＬＴ２阻害薬」です。

「ＳＧＬＴ２」とは、ブドウ糖とナトリウムの輸送体、つまり運び屋のような役目を担っている物質です。その働きを阻害するのがＳＧＬＴ２阻害薬です。

　甘い食べ物やジュースなどをとったときには、急激に血糖値が上昇します。糖尿病の人はとくに上がりやすいのですが、糖尿病でなくても上がります。すると、腎臓でつくられる原尿へ余分な糖が漏れ出ます。

　しかし、体は糖分を「外へ出さないほうがいい大事な栄養素」だととらえているので、腎臓では、糖を再び体の中へ吸収する再吸収が行われます。そのときに必要なのがＳＧＬＴ２という運び

屋なのです。

　その働きを阻害することで、余分な糖を、再吸収せずに尿の中に捨ててしまうことができます。すると、**血糖値を上昇させずに腎臓を休める**ことができるのです。

　ＳＧＬＴ２は、糖と同時にナトリウム（塩分）の運び屋でもあります。そのため、ＳＧＬＴ２を阻害すると、**ナトリウムの再吸収も阻害され、血圧上昇を抑える**ことができ、この面でも腎臓の負担を軽減できます。

　ＳＧＬＴ２阻害薬には、ほかにも多くの副次的な効果があり、心不全の改善やマグネシウムの上昇などの作用が確認されています。

　そして、これらの薬の使用により、**腎機能の回復例**も認められるようになってきています。

　ただし、薬ですから副作用もあります（表参照）。

　医師としては、これらのリスクをきちんと理解したうえで処方すべき薬です。患者さんも、副作用についてひととおり知っておき、気になることがあれば医師に伝えましょう。

ＳＧＬＴ２阻害薬の副作用

低血糖、腎盂腎炎、外陰部および会陰部の壊死性筋膜炎（筋肉を覆う筋膜に起こる細菌感染症）、敗血症、脱水、ケトアシドーシス（血液が酸性に傾く状態）、性器・尿路感染症、ヘマトクリット（赤血球）増加、便秘、口渇、下痢、背部痛、発疹、頻尿、排尿困難、頭痛、目の乾燥、陰部掻痒症など

※とくに高齢のやせている女性などは、尿路感染症のリスクが高くなるので要注意。

その他の腎臓病や併発症状の新しい薬

　ＳＧＬＴ２阻害薬以外にも、**MR拮抗薬**（ミネラルコルチコイド受容体拮抗薬）という薬が、２型糖尿病を合併する慢性腎臓病（ＣＫＤ）の薬として 2022 年に承認されました。これは、腎臓の尿細管などで、アルドステロン（副腎から分泌され、高くなると高血圧を招くホルモン）の働きを阻害して血圧を下げ、腎臓を守る作用をする薬です。

　MR拮抗薬自体は以前からありましたが、副作用に性ホルモン作用、高カリウム血症などがありました。承認された MR 拮抗薬は性ホルモン作用は弱く、高カリウム血症も初期のものに比べると起こしにくくなりました。しかし、まだカリウムには注意して使う必要があります。

　そのほか、進行した糖尿病性腎症に対して酸化ストレスから守る薬なども、臨床試験が行われているところです。

　また、腎臓の悪化に伴う症状を改善する薬にも、副作用が少ないものが増えてきました。たとえば、腎不全が進行した場合や、腎臓病でカリウムが高いときなどに、便からカリウムを多く排泄させる薬があります。腎臓が悪いときには、腎臓が担う排泄機能の一部を代替してくれる便の排泄がとても重要です。

　しかし、カリウムを低下させるために、従来は「カリウム交換樹脂製剤」という薬を使うことが多く、この薬は高い率で便秘を起こしていました。近年、カリウムを下げるために「**非ポリマー無機結晶の陽イオン交換化合物**」という薬が開発されました。この薬は**消化管への負担も少なく、便秘を起こしにくく**なりました。

　さらに、従来の薬では陽イオン（カルシウム、マグネシウムなどの２価以上のもの）をすべて吸着させて下げていましたが、新しい薬では**カリウムのみを選択的に吸着**するので、ミネラル不足も起こりにくくなっています。リンの吸着薬でも、同様に開発が進んでいます。

ＩｇＡ腎症に有効性が
期待されるＥＡＴ療法

　慢性腎臓病（ＣＫＤ）のもとになる病気として、２番目に多い慢性腎炎の大部分はＩｇＡ腎症だといいました。これは、腎臓の糸球体に免疫グロブリン（異物を排除する働きを持つ血中のたんぱく質）の一種であるＩｇＡが沈着する病気です。

　ＣＫＤの約15％を占めますが、近年、**ＩｇＡ腎症から腎不全に移行する患者さんの数はぐんと減りました。**理由は、有効な治療法が見つかり、それを行うことで悪化を防げるようになったからです。

　この病気では、扁桃炎（舌のつけ根の左右にある口蓋扁桃に起こる炎症）をくり返す患者さんが多く、口蓋扁桃を手術で摘出したうえで、ステロイドのパルス療法（ステロイドホルモンの点滴を一定期間続ける治療法）を行うのが一般的です。

　この扁桃の周辺にある鼻粘膜の**免疫組織**（ＮＡＬＴ＝鼻咽頭関連リンパ組織の英名の頭文字）**に起こる炎症を改善することが、ＩｇＡ腎症の悪化抑制のカギ**だと考えられています。口のなかの歯肉炎、副鼻腔炎（蓄膿症）、扁桃炎、上咽頭炎（鼻とのどの間にある上咽頭に起こる炎症）などを改善させると、腎臓の炎症が改善することがわかってきたからです。

　しかし、口蓋扁桃を摘出してステロイドパルス療法を行っても、まだ炎症が残ることがあります。その場合に有効なのが、**ＥＡＴ（上咽頭塩化亜鉛擦過療法）**という治療法です。以前は「Ｂスポット療法」とも呼ばれていた方法で、上咽頭の炎症を取る治療法です。

　上咽頭は、鼻から入ってきた空気に含まれる雑菌や異物を、気管に入れずにのどの奥へ流し込む「フィルター」です。それと同時に「免疫機能の司令塔」であり、自律神経が集中している「交通の要所」でもあります。

　そんな大事な機能を果たしている上咽頭が炎症を起こすと、

「フィルター」の役割ができなくなり、むしろ雑菌の温床になってしまいます。**慢性的な上咽頭炎は、ＩｇＡ腎症のほかにも、多くの病気や症状を招くことが知られています。**

慢性上咽頭炎が招く主な病気

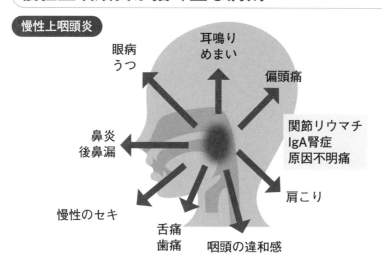

そのため、上咽頭の炎症を取ってきれいにすることは、腎症の進行抑制とともに、全身の健康にもつながります。

上咽頭の炎症を抑えることで、ＩｇＡ腎症のほかに手のひらや足の裏の湿疹（掌蹠膿疱症）、慢性関節リウマチやほかの膠原病、慢性疲労症候群、線維筋痛症、頭痛、めまい、原因不明の微熱、子宮頸ガンワクチン後の副作用、コロナ感染症の後遺症などの症状がよくなることがあります。

具体的なＥＡＴの方法は、0.5％の塩化亜鉛溶液を染みこませた綿棒を、鼻とのどから挿入して上咽頭に擦りつけます。これによって、患部をはがしてうっ血を除き、上咽頭の炎症を治療します。

治療中・治療後ともに、薬が刺激になって痛みとともに出血し、

鼻汁が出やすくなります。治療期間は、週１回の治療を２〜３ヵ月ほど続けるのが目安ですが、個人差があり、１ヵ月以内で終了する人もいれば、半年以上かかる人もいます。血が出なくなる（＝炎症がなくなる）まで治療します。

　先に述べたＮＡＬＴの炎症を改善させるためにも、普段から口呼吸をしないように努めることが大事です。口呼吸が習慣になっていると口が渇き、口内環境の悪化につながります。口の中の雑菌を増やし、むし歯のリスクが高まり、のどカゼもひきやすくなります。その分、異物が口腔内に侵入しやすくなり、鼻炎の悪化を招き、薬を使う機会も増やしてしまいます。

　できるだけ鼻で呼吸することを心がけましょう。夜、寝ているときに、口にバンソウコウを貼る「口テープ」を行い、鼻呼吸を促すのもよいでしょう。

口テープのやり方

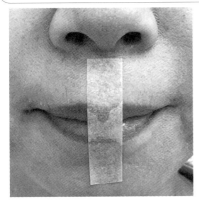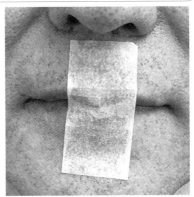

① 12〜25㎝幅の医療用テープを、５㎝ほどの長さに切る

②くちびるの中央にタテに貼り、そのまま寝る

③朝起きたら、テープをはがす

※５歳未満の子どもには行わない

末期腎不全になると
必要になる腎代替療法

　本章の最後に、末期腎不全になったときに行う治療についても
ご紹介しておきましょう。
　腎臓の機能が1割を切ってくると、そのままでは、「ただ呼吸
をして生きていること」も困難になってきます。腎機能の低下に
よって尿が全く出なくなると、心臓や肺にも水があふれて心不全
になり、体が酸性になって呼吸でその修正ができなくなり、全身
の機能が不全に陥ってしまいます。ただし、そうなったらすぐに
死んでしまうわけではありません。腎不全での死亡は、我が国で
はガンや心疾患、肺炎などよりも低く、7位です。
　末期腎不全の患者さんの治療は、腎臓の機能を何かで肩代わり
させる「腎代替療法」です。腎代替療法には大きく次の2つがあ
ります。
①人工透析
②腎移植
　それぞれについて説明しましょう。

①人工透析

　人工透析は、専用の機器や自分の腹膜などを使って腎臓の機能
を肩代わりさせる治療法です。同時に、本来腎臓でつくるべきホ
ルモン（エリスロポエチン、ビタミンDなど）を注射や内服薬と
して補充し、血圧調整のための薬、腎臓のその他の機能を補うた
めの多くの薬を用いることになります。
　人工透析には、大きく血液透析と腹膜透析があります。世界的
にも血液透析のほうが多いのですが、とくに日本では血液透析が
人工透析の9割以上を占めています。

血液透析

　血液透析は、腎臓の代わりに透析装置を使って、血液中の老廃

物の排泄や水分調整、電解質の調整を行う方法です。

　方法としては、週２〜４回、透析を行う病院に通います。１回の透析にかかる時間は３〜５時間ですが、主に４時間のところが多くなっています。その人に残っている腎機能の程度や仕事の状況、体調や年齢などによって条件は変わります。

　受け始めるときは、一般的に前腕部の静脈と動脈をつなぎ合わせてシャント（透析装置と患者の体との間で血液を循環させるための出入り口）を作ります。

　血流を確保するため、このシャントに毎回太めの針を入口用と出口用として２本入れます。これによって、１分間に100〜200mℓの血流を循環させることができるようになります。

　そして血液を体外に取り出し、人工膜（ダイアライザー）を利用して、透析液とふれさせることで電解質の調整や水分を調整し、その後にシャントへ戻します。尿がつくれなくなった無尿の人には、厳しい水分や塩分制限が必要とされます。

血液透析のやり方

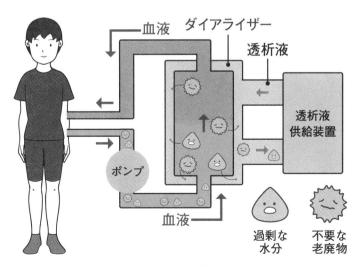

前腕部のシャントから血液を取り出し、人工膜（ダイアライザー）を利用して透析液とふれさせることでろ過する

腹膜透析

　腹膜透析は、自分の腹膜にダイアライザーの役目をさせる透析の方法です。

　腹膜とは、肝臓や胃腸といった腹部臓器をおおっている膜です。広げると一畳ほどの大きさで、表面には毛細血管が網の目のように通っています。

　腹膜に囲まれた部分を「腹腔」といいます。腹膜透析では、腹腔に液が入れられるカテーテル（管）を留置しておき、そこから透析液を入れます。そのまま4〜6時間程度、腹腔に透析液をためておくと、腹膜の毛細血管の働きで、血液中の老廃物が液中に出てきます。

　その液を排出することで、血液をきれいにします。透析液には、水分を集める成分も含まれているため、体から余分な水分も除かれます。

　自宅や会社に透析液を送ってもらい、毎日、自分でおなかの中に透析液を入れ、一日数回交換をします。夜間眠っている間に機械を使って行うやり方もあります。仕事の関係や、地理的に通院ができない人、したくない人、心臓などの問題で血液を外に出すのにリスクのある人などにすすめられる方法ですが、腎機能が比較的保たれていることが条件になります。

　とくに、透析の導入初期の人には、通院回数が月1〜2回程度ですみ、自宅や会社で透析を行えることから、選ぶ人が比較的多くおられます。

　事前の準備として、腹腔内にカテーテルを入れる手術を行います。また、患者さん自身で行う方法なので、教育入院をしたり、勉強したりする必要があります。

②腎移植

　腎臓の移植手術を受ける方法です。身内などからもらう生体腎移植（生きている人からもらう）と、死体腎移植（亡くなった人からもらう）の2パターンがあります。腎臓の移植後は、拒絶反応（異物を排除しようとする免疫反応）を抑えるための免疫抑制

腹膜透析のやり方

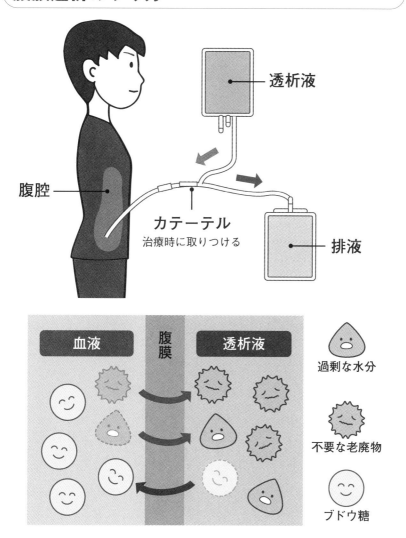

透析液

腹腔

カテーテル
治療時に取りつける

排液

血液　腹膜　透析液

過剰な水分

不要な老廃物

ブドウ糖

腹腔にカテーテル（管）を留置しておき、そこから透析液を入れ、4 〜 6時間おく。すると、血液中の老廃物や過剰な水分が液中に出てくるので、それを排出する

剤の投与が必要になります。

　死体腎移植は、事前に日本臓器移植ネットワークへの登録が必要です。現在、1万2千人の腎不全患者さんが登録されており、このうち腎移植を受けることができるのは毎年1〜2％です。実際に移植を受けた患者さんは実施までに平均15年間待っています。

　以上が腎代替療法のあらましです。

腎臓を守る大切さを
認識しよう

　現在、保存期の患者さんには、できる限り透析などに移行しないでいただきたいものですが、今は技術が進み、透析液やダイアライザー、腹膜透析液、移植後の管理、エリスロポエチン製剤の開発など、多くの点で人工透析は従来よりはるかによいものになっています。

　それもあって、透析を行いながら仕事や家事をし、日常生活を行っている人はたくさんおられます。日本では、末期腎不全になると障害者制度が利用でき、透析にかかる費用は国が負担してくれます。透析が必要になることを、人生の果てのようには思わないでいただきたいと思います。

　ただし、実際に透析を行うことで、さまざまな合併症（感染や血圧の異常、循環器系への負担、貧血、事故など）のリスクが高まることや、時間の束縛や労力、食事制限、体力の問題など、多くの困難が存在することは間違いありません。

　また、腎機能低下による全身への影響が出てきて、免疫力の低下やガンなどの発症リスク上昇、精神的な症状など、さまざまな治療が必要となるケースが多くみられます。日常生活を続けられるとはいえ、仕事の量や種類などが制限されるという現実もあります。

　個人での透析の費用負担はありませんが、ご存じのとおり、今の国の医療費は逼迫しています。現在は、透析費用が国から支払われており、年間約１兆８千億円を税金でまかなっているのです。

　ご自分のためにも、社会的な側面からも、腎臓を守ることがいかに大事かを認識していただき、本書で述べた食事療法や生活改善を、ぜひ取り入れていただけたらと思います。

腎臓に害を及ぼす危険がある薬剤

発症機序	主な臨床病型	病態	主要薬剤：商品名の例
中毒性	急性腎障害 慢性腎不全	尿細管毒性 物質による急 性尿細管壊死、 尿細管萎縮	・アミノグリコシド系抗菌薬：硫酸ストレプト マイシン、カナマイシン（カプセル）、ゲンタ シン（軟膏、クリーム） ・白金製剤：ランダ、パラプラチン、 エルプラット（点滴静注） ・ヨード造影剤：イオパミロン ・バンコマイシン（商品名） ・コリスチンメタンスルホン酸ナトリウム、 オルドレブ ・浸透圧利尿薬：グリセオール、 グリセレブ（点滴静注）
	慢性腎不全	慢性間質性 腎炎	・非ステロイド性抗炎症薬（NSAIDs）：アス ピリン（末）、バファリン（錠）、ロキソニン （錠、細粒）、ボルタレン（錠） ・重金属 ・アリストロキア酸：細辛、木通、防已、木 香などの生薬に含まれる
	急性腎障害	血栓性微小 血管症	・カルシニューリン阻害薬：プログラフ （カプセル）、グラセプター（カプセル） ・マイトマイシンC：マイトマイシン
	近位尿細管障害（尿糖、 尿細管性アシドーシス、 ファンコニ症候群）	近位尿細管で の各種障害	・アミノグリコシド系抗菌薬
	遠位尿細管障害（濃縮 力障害、尿細管性アシド ーシス、高カリウム血症）	集合管での各種 障害	・炭酸リチウム：リーマス（錠）、炭酸リチウ ム（錠） ・アムホテリシンB：ファンギゾン、アムビゾ ーム（点滴静注） ・ST合剤：バクタ（錠、顆粒）、バクトラミン （錠、顆粒） ・カルシニューリン阻害薬
アレルギー・ 免疫学的 機序	急性腎障害	急性尿細管 間質性腎炎	・抗菌薬 ・H2ブロッカー（H2受容体拮抗薬）： ガスター（散、錠）、 タガメット（顆粒、錠） ・NSAIDsなど多数
	ネフローゼ	微小変化型ネフ ローゼ	・金製剤：シオゾール、オーラノフィン ・D-ペニシラミン：メタルカプターゼ（カプセル） ・NSAIDs ・リチウム製剤 ・インターフェロンα：スミフェロン ・トリメタジオン：ミノアレ（散）

アレルギー・免疫学的機序	たんぱく尿～ネフローゼ	膜性腎症	・金製剤 ・D-ペニシラミン ・ブシラミン ・NSAIDs ・カプトプリル ・インフリキシマブ
	急性腎障害～慢性腎不全	半月体形成性腎炎	・D-ペニシラミン ・ブシラミン：リマチル（錠）、ブシラント（錠）ブシラミン（錠）
		ANCA関連血管炎	・プロピルチオウラシル（PTU）：プロパジール（錠）、プロピルチオウラシル（錠） ・アロプリノール：ザイロリック（錠）、リボール（細粒、錠）、アロプリノール（錠） ・D-ペニシラミン
間接毒性	急性腎障害	腎血流量の低下 ・脱水/血圧低下に併発する急性尿細管障害	・NSAIDs ・RAS系阻害薬[ACE阻害薬：カプトリル（錠）、カプトプリル（錠）、セタプリル（錠）/ARB：アジルバ（顆粒、錠）、アバプロ（錠）アルダクトン（細粒）/抗アルドステロン薬：アルダクトンA（細粒、錠）]
		腎血流障害の遷延による急性尿細管壊死	
		横紋筋融解症による尿細管障害→尿細管壊死	・各種向精神薬 ・スタチン：メバロチン（細粒）、リピトール（錠） ・フィブラート系薬：フェノフィブラート（カプセル）、トライコア（錠）
	電解質異常（低ナトリウム血症、低カリウム血症）	主に遠位尿細管障害	・NSAIDs
	多尿	高カルシウム血症で浸透圧利尿	・ビタミンD製剤 ・カルシウム製剤
	急性腎不全	慢性低カリウム血症による尿細管障害	・利尿薬 ・下剤
尿路閉塞性	急性腎障害、水腎症	過剰なプリン体形成の結果、尿酸結石で閉塞	・抗ガン剤による腫瘍崩壊症候群
	急性腎障害	結晶形成性薬剤による尿細管閉塞	・溶解度の低い抗ウイルス薬 ・抗菌薬の一部 ・トピラマート：トピナ（錠、細粒）、トピラマート（錠）

おわりに

　本書で紹介した慢性腎臓病の新しい食事療法は、これまでの慢性腎臓病（ＣＫＤ）の食事療法と比べ、さまざまな点が違っているので、少し驚かれた人もおられるかもしれません。

　私自身、最初から、そうした独自性のある食事療法を行ってきたわけではありません。そのきっかけになったのは、ＣＫＤの患者さんの「声」でした。

　私が腎臓専門医になった約20年前には、厳しくたんぱく質やカリウム、塩分を制限し、エネルギーは揚げ物や油脂でとるのがよいとされていました。

　当時、私は総合病院に勤めており、腎臓内科部長を任されていました。部長といっても、日常の診療はもちろんのこと、救急当番もこなす1人部長でした。

　食事指導は栄養士さんが行っており、私は直接には食事指導をしていませんでしたが、診察時にはできるだけ時間をとって、患者さんの話を伺うようにしていました。

　食事についての話も聞いていると、「食事がおいしくない」「気が滅入る」「食事の内容が寂しい」などという訴えが多く聞かれたのです。昔も今も、「腎機能が低下していて、それを守るための食事だから、味気ないのはしかたないだろう」と思う人は多いでしょう。

　もちろん栄養士さんも、腎臓病の食事療法のガイドラインに則って指導されており、当時としては当たり前の食事指導をしていたに過ぎません。

　しかし、私は元来、少しでも疑問がわくと、確かめないと気がすまない性分です。このときも、「何か改善点があるのではないか」と考え始めました。

　自分なりに栄養学を学んでいくうちに、腎臓病の食事療法が、計算上の「量」にばかりこだわっていることが見えてきました。

　本書をお読みくださった方ならすでにおわかりのように、本当

に大切なのは、食品の「質」や、栄養素を取り込むための消化・吸収力です。

　エネルギーを摂取するために、揚げ物やマヨネーズ、砂糖などを増やせば、計算上の摂取エネルギーは帳尻が合うかもしれませんが、腸の炎症を招いて消化・吸収率は落ちてしまいます。

　たんぱく制限が必要だからと、単に「ステーキ肉を半分に」と指導すれば、患者さんはもの足りなさとわびしさを感じます。バラ肉やひき肉を使って、野菜や豆腐を組み合わせれば、立派にボリュームのある一品ができ、たんぱく質の質が上がり、エネルギーが増え、栄養バランスがよくなります。

　塩分も、やたらに制限すれば食欲が落ち、必要なエネルギーもたんぱく質もとれなくなってしまいます。そこで、天然塩のよさを活かしてメリハリをつけたり、天然のだしやスパイス、香味野菜、酸味などをうまく使ってもらうようにしました。

　カリウムに関しても、一律に生野菜を禁じるのではなく、その人の血中カリウムをしっかりチェックしながら、問題ない患者さんには生野菜をとってもらうようにしました。それによって腸内環境がよくなり、腎機能の悪化防止や改善にもつながっていきます。

　こうした「質」やとり方を重視したCKDの栄養指導をしていくと、患者さんたちの満足感が増すとともに、腎臓にもよい影響があることがわかってきて、最終的に現在の食事療法にたどり着きました。

　第2章の前半で述べたように、現在のCKDの食事指導は、昔に比べるとたんぱく質やカリウムの制限が緩やかになっていますが、それでもまだかなり制限されています。また、計算上の「量」にこだわって、「質」やとり方の問題を見過ごしているのは、昔と変わりありません。

　その食事でしか腎臓を守れないのであれば、我慢してでも味気ない食事や油っぽい食事、生野菜のないメニューをとるしかありませんが、事実は違います。そういった食事は、かえって腎臓や腸、体への負担を増す恐れが大きいのです。

　そして、「質」やとり方を意識して工夫すれば、もっとおいしい食事でしっかり腎臓を守ることができるのです。

　そのことを、今、ＣＫＤの食事療法を行っている方々にお伝えしたいと思い、本書をまとめました。ＣＫＤの食事療法を見直し、本当の意味で「腎臓をよくする食事」を実践するきっかけになればうれしく思います。

2023 年 10 月　　　　　　　　　葉子クリニック院長　内山葉子

参考文献・参考図書

1. Bourlioux P, Koletzko B, Guarner F, Braesco V. The intestine and its microflora are partners for the protection of host: Report on the danone symposium "the intelligent intestine," held in Paris, June 14, 2002. Am J Clin Neur 2003;78: 675-683.
2. Hooper LV, Gordon JI. Commensal host-bacterial relationships in the gut. Science 2001; 292: 1115-1118
3. Savage DC. Gastrointestinal microflora in mammalian nutrition. Ann Rev Nutr 1986; 6: 155-178
4. Burkholder PR, McVeigh I. Synthesis of vitamins by intestinal bacteria. Proc Natl Acad Sci USA 1942; 28: 285-289
5. Hooper LV, Midtvedt T, Gordon JI. How host-microbial interactions shape the nutrient environment of the mammalian intestine. Annu Rev Nutr 2002; 22: 283-307
6. Metges CC. Contribution of microbial amino acids to amino acid homeostasis of host. J Nutr 2000; 130: 1857S-1864S
7. Costedio MM, Hyman N, Mawe Gm. Serotonin and its role in colonic function and in gastrointestinal disorders. Dis Colon Rectum 2007; 50(3): 376-388
8. 三島英換、阿部高明　腸内細菌叢が腎臓病に与える影響―正と負の両側面から―　日腎会誌　2017：59（4）：557-561
9. Cerf-Bemsussan N,Eberl G. The dialog between microbiota and the immune system: Shaping the partners through development and evolution. Semin Immunol 2012; 24: 1-2
10. Tlaskalova-Hogenova H, Stepankova R, Kozakova H et al. The role of gut microbiota (commensal bacteria) and the mucosal barrier in the pathogenesis of inflammatory and autoimmune diseases and cancer: Contribution of germ-free and gnotobiotic animal models of human diseases. Cell Mol Immunol 2011; 8: 110-120
11. Kang JY. The gastrointestinal tract in uremia. Diag Dis Sci 1993; 38: 257-268
12. Hatch M, Freel RW, Vaziri ND. Intestinal excertion of oxalate in chronic renal failure. J Am Soc Nephrol 1994; 5: 1339-134
13. Vaziri D, Freel RW,. Effect of chronic experiental renal insufficiency onurate metabolism. J Am Soc Nephrol 1995; 6: 1313-1317
14. Marenqo SR, Romani Am. Oxalate in renal stone disease: the terminal metabolite that just won't go away. Nat Clin Pract Nephrol. 2008; 4(7): 368-377
15. Sandek A, Bauditz J, Swidsinki A et al. Altered intestinal function in patients with chronic heart failure. J Am Coll Cardiol 2007; 50: 1561-1569

16. Di Minno G, Martinez J, McKean ML et al. Platelet dysfunction in uremia. Multifaceted defect partially corrected by dialysis. Am J Med 1985; 79: 552-559

17. Anders HJI, Andersen K, Stecher B. The intestinal microbiota, a leaky gut, and abnormal immunity in kidney disease. Kidney Int 2013; 83: 1010-1016

18. Lau WL, Liu SM, Pahlevan S et al. Role of Nrf2 dysfunction in uremia-associated intestinal inflammation and epithelial barrier disruption. Dig Dis Sci 2015; 60: 1215-1222

19. Fishbane S, Mathew A, Vaziri ND. Iron Toxicity: Relevance for dialysis patients. Nephrol Dial Transplant 2014; 29: 255-259

20. Verhaegh BP, de Vries F, Masclee AA et al. High risk of drug-induced microscopic colitis with concomitant use of NSAIDs and proton pump inhibitors. Aliment Pharmacol Ther. 2016 May;43(9):1004-13

21. Fujimori S. What are the effects of proton pump inhibitors on small intestine? World J Gastroenterol 2015; 21(22): 6817-1819

22. Srich TL, Plummer NS, Gardner CD et al. Effect of increasing dietary fiber on plasma levels of colon derived solutes in hemdialysis patients. Clin J Am Soc Nephrol 2014; 9: 1603-1610

23. Nakabayashi I, Nakamura M, Kawakami K et al. Effects of symbiotic treatment on serum level of p-cresol in haemodialysis patients: a preliminary study. Nephrol Dial Transplant 2011; 26: 1094-1098

24. Guida B, Germano R, Trio R et al. Effect of short-term symbiotic treatment on plasma p-cresol levels in patients with chronic renal failure: a randomized clinical trial. Nutr Metab Cardiovasc Dis 2014; 24: 1043-1049

25. Whelton A, et al. 非ステロイド系抗炎症薬．臨床家のための腎毒性物質のすべて，Clinical Nephrotoxins. De Broe ME，他編，杉崎徹三監訳．シュプリンガー・ジャパン．2008：227-248.

26. Elseviers MM, et al. 鎮痛薬とアミノサリチル酸．臨床家のための腎毒性物質のすべて，Clinical Nephrotoxins. De BroeME，他編，杉崎徹三監訳．シュプリンガー・ジャパン．2008：215-226.

内山葉子　　　パンと牛乳は今すぐやめなさい！
　　　　　　　この薬、飲み続けてはいけません！
　　　　　　　毒だらけ
　　　　　　　薬膳酵素ごはん
　　　　　　　デジタル毒
　　　　　　　健康情報のウソに惑わされないで！
　　　　　　　子どもの病気は未然に防ぐ
山岸昌一　　　ＡＧＥデータブック

【著者プロフィール】

内山葉子（うちやま・ようこ）

　関西医科大学卒業。医学博士。腎臓内科専門医。総合内科専門医。葉子クリニック院長。

　全人的な医療に基づき、自然医療や漢方・機能性食品などの補完・代替医療と西洋医学、心のケアなどを統合的に行い、難治性の疾患の診療を行う。

　主な著書に『パンと牛乳は今すぐやめなさい！『この薬、飲み続けてはいけません！』『健康情報のウソに惑わされないで！』（マキノ出版）、『発達障害にクスリはいらない（国光美佳氏との共著）』（三和書籍）、『子どもの病気は食事で治す』『毒だらけ』（評言社）、『デジタル毒』『薬膳酵素ごはん』『改訂増補版「おなかのカビ」が病気の原因だった』（ユサブル）がある。

腎臓をよくする食事
──腸をきたえて透析回避！ 計算いらずのレシピ付き──

2023 年　11 月　20 日　第 1 版第 1 刷発行 2024 年　10 月　　5 日　第 1 版第 3 刷発行	著　者	内　山　葉　子 ©2023 Yoko Uchiyama
	発行者	高　橋　　考
	発行所	三　和　書　籍

〒 112-0013　東京都文京区音羽 2-2-2
TEL 03-5395-4630　FAX 03-5395-4632
info@sanwa-co.com
https://www.sanwa-co.com/
印刷／製本　中央精版印刷株式会社

三和書籍の好評図書

Sanwa co.,Ltd.

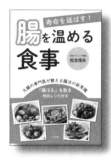

寿命を延ばす！ 腸を温める食事

松生恒夫 著　　A5判　並製
定価：本体 1,700 円＋税

●「腸活」が成功しないのは、腸が冷えているから！「腸の冷え（腸冷え）」を改善すれば腸の働きがよくなり、健康長寿が実現する！

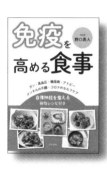

免疫を高める食事

野口勇人 著　　A5判　並製
定価：本体 1,700 円＋税

●ガン・高血圧・糖尿病・アトピー・メンタルの不調のセルフケア。できる限り薬に頼らないケアをサポートする医師が勧める自律神経を整えて免疫を高める特効レシピ。

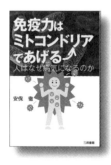

免疫力はミトコンドリアであげる

安保 徹 著　　46判　並製
定価：本体 1,600 円＋税

●人間の体の仕組みを知り、バランスの良い生活を心がけることでミトコンドリア系と解糖系が整い、病気にならない生き方を実践してゆくことができる。